Andrea-Anna Cavelius / Dr. med. univ. Delia Gras

Befreiende Wege aus der
Bulimie

Die Ess- und Brechsucht rechtzeitig erkennen und verstehen.
Die besten Behandlungsmöglichkeiten und Tipps zur Selbsthilfe

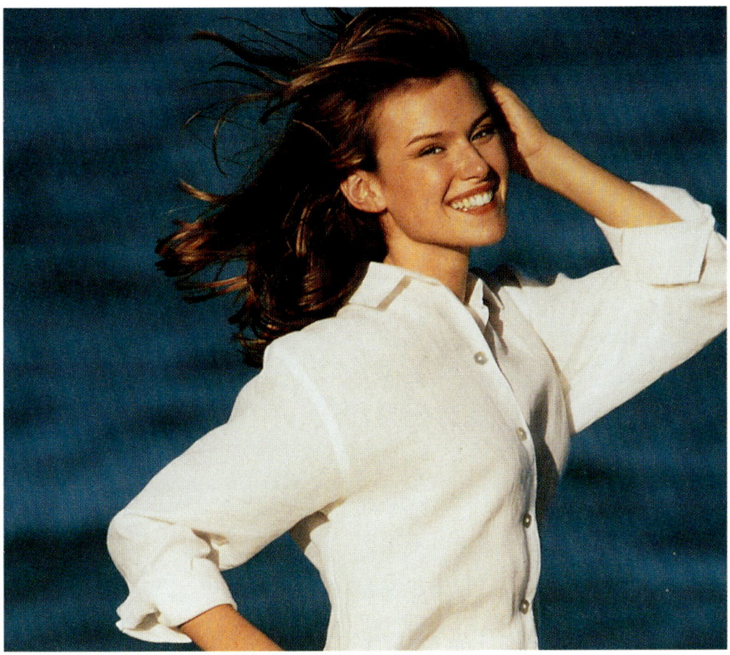

SÜDWEST

Inhalt

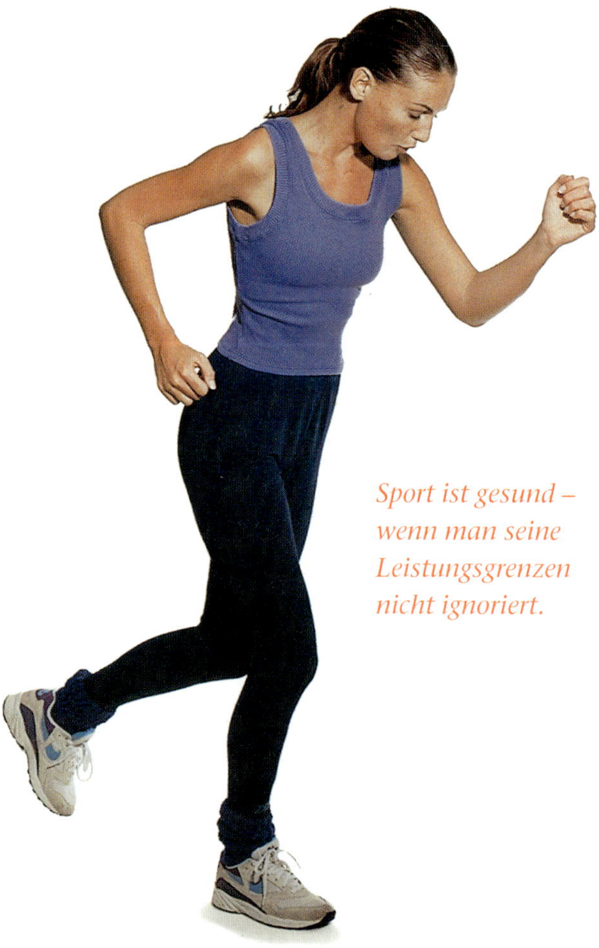

Sport ist gesund – wenn man seine Leistungsgrenzen nicht ignoriert.

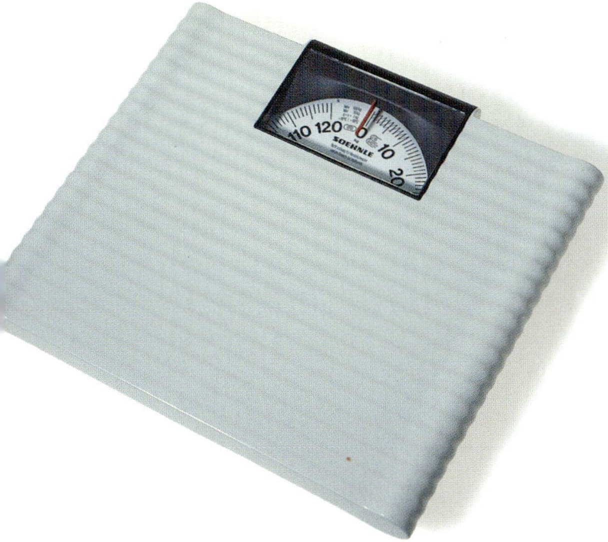

Nur eine ausgewogene Ernährung sorgt auf Dauer für ein normales Körpergewicht.

Auch Süßigkeiten sind – wenn man sie in Maßen genießt – völlig in Ordnung.

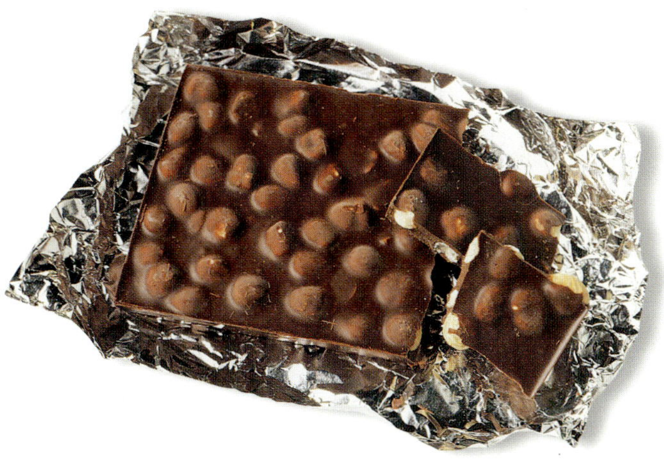

Das heimliche Leiden

Die weiblichste aller Essstörungen wird sie genannt: Bulimie ist eine psychosomatische Krankheit, unter der vor allem junge Frauen leiden – aber auch Männer sind immer häufiger betroffen. Bulimiker befinden sich in einem unlösbaren Dilemma: Da sind zum einen Konflikte mit den eigenen Ansprüchen, die nur durch exzessive Fressattacken zu betäuben sind, und zum anderen das Schlankheitsideal einer extrem leistungsbetonten Gesellschaft. Nur idealgewichtig glauben die Betroffenen, sich annehmen zu können und von anderen geliebt zu werden. Das Essen hilft dabei, die inneren Spannungen, Zwänge und Ängste für einen kurzen Moment loszuwerden. Das anschließende Erbrechen der Nahrung wiederum erlöst von dem Gefühl der Scham und Schuld. Typisch für Bulimiker ist eine besonders hohe Sensibilität verbunden mit einem mangelnden Selbstwertgefühl. Leistungsorientiertheit, Konfliktscheu und der Wunsch nach Kontrolle über das eigene Leben sind Themen, die bei Ess- und Brechsüchtigen im Vordergrund stehen.

Die Bulimie ist eine psychische Störung, der fast immer seelische Nöte zugrunde liegen. Der Hunger nach Zuwendung und Liebe wird durch Essen momentan gestillt. Häufig ist die Essstörung auch ein Indiz für Identitätsprobleme.

Symptome und Ursachen erkennen

Die Ess- und Brechsucht zählt – noch vor der Magersucht (Anorexie) – zu den verbreitetsten Essstörungen in den westlichen Industrieländern. Neuesten Untersuchungen zufolge leiden heute über drei Prozent der Frauen im Alter von 15 bis 30 Jahren an Bulimia nervosa, wie die korrekte medizinische Bezeichnung lautet – das sind drei Millionen Betroffene in Westeuropa. Nur ein Prozent erkranken hingegen an Magersucht. Während die Anorexie jedoch aufgrund des hohen Gewichtsverlusts der betroffenen Frauen schnell offenkundig wird, leben Bulimikerinnen ihre Sucht nicht selten über Jahre im Geheimen aus. Die Dunkelziffer liegt daher weit höher, man geht sogar von Zuwachsraten epidemischen Ausmaßes aus. Mittlerweile sind auch mehr und mehr Kinder von der lebensgefährlichen Essstörung betroffen.

Worum handelt es sich bei dieser psychosomatischen Erkrankung? Auf diese Frage gibt es verschiedene Antworten. Zum einen ist Ess- und Brechsucht ein Phänomen, das vor allem in wohlhabenden, materiell gesättigten Gesellschaften gehäuft auftritt. Gleichzeitig spielen verschiedene Faktoren in der individuellen Lebensgeschichte der Betroffenen bei ihrer Entstehung eine wesentliche Rolle. Essen und Nicht-Essen werden bei Bulimikern zu wichtigen Kontrollfunktionen über Körper und Seele. Gefühle werden nach innen gelenkt – ein selbstzerstörerischer, süchtig machender Zyklus setzt ein.

Wieder bewusst essen lernen

Es ist möglich, sich von der Krankheit zu befreien und ein stabiles Selbstwertgefühl zu bekommen. Man kann lernen, wieder mit Freude und ohne Angst zu essen. In diesem Ratgeber werden die gesellschaftlichen, familiären und psychischen Faktoren herausgearbeitet, die zur Entstehung einer Essstörung beitragen können. Betroffene können so ihre Krankheit besser selbst erkennen. Denn nicht selten wird ihr Leiden von Eltern oder Ärzten bagatellisiert, oder sie haben sich die Erkrankung noch nicht in ihrem ganzen Ausmaß bewusst gemacht.
Der erste Schritt der Betroffenen heraus aus der Heimlichkeit und der Selbstisolation ist der schwerste. Der nächste Schritt, das Suchen und Annehmen von Hilfe, ist nicht unbedingt leichter. Doch wer diese Schritte tut, hat bereits viel gewonnen. Wer sich seiner Bulimie stellen will, muss auf lange Sicht sein Leben so umgestalten, dass es wieder lebenswert wird. Dabei stehen eine Reihe effektiver Hilfsmittel zur Verfügung. Sie sollen die Betroffenen so weit stärken, dass sie mit ihren Problemen künftig anders fertig werden können als durch Essen und Erbrechen. Das Spektrum reicht von der stationären Behandlung über neuere Methoden wie Gestalt- oder Musiktherapie bis hin zu ambulanten Therapieformen oder therapeutischen Wohngemeinschaften. Es umfasst Tipps zur Bewältigung von Heißhungerattacken und Richtlinien für ein gesundes Essverhalten. Auch Angehörige und Freunde von Bulimikern erfahren, wie sie sich während der Behandlungszeit am besten verhalten können. Bulimie ist heilbar.

Je länger eine Bulimie anhält, desto einschneidender werden ihre Auswirkungen auf die Lebensqualität der Betroffenen. Eine Behandlung verspricht dann Erfolg, wenn es gelingt, den Gewinn aus der Essstörung durch den Gewinn aus der Therapie zu ersetzen.

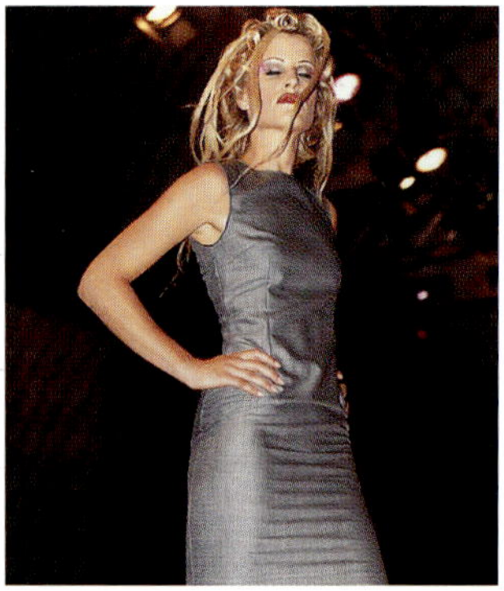

Schlank sein ist heute nicht nur ein modisches Diktat, sondern häufig auch die Voraussetzung für Erfolg in der Gesellschaft.

Essstörungen als Gesellschaftsproblem

Die Zahl der Menschen, die an schweren Essstörungen leiden, ist in den letzten 20 Jahren stark angestiegen. Es gibt immer mehr Menschen mit extremem Über- oder Untergewicht oder gestörtem Essverhalten. Paradoxerweise stieg gleichzeitig das Interesse an Körperkultur und Fitness, an gesunder Ernährung und an Diäten. Es wurden Richtmarken gesetzt wie das so genannte Idealgewicht oder der »Body-mass-Index«. Wer diesen Normen nicht entspricht, gilt als Versager oder schlicht als wenig attraktiv. Das »richtige« Verhältnis zum Essen scheint bis heute die Grundlage für Erfolg beim anderen Geschlecht ebenso wie im Geschäftsleben zu sein.

Zwischen Konsum und Verzicht

Fast unbegrenzte Möglichkeiten des Genusses einerseits und das Ideal der absoluten Magerkeit andererseits prägen unsere Zeit. Zwischen diesen Extremen einen Mittelweg zu finden, fällt manch einem schwer.

Kaum eine Frauenzeitschrift versäumt es, das Thema »Abnehmen – aber wie?« in schöner Regelmäßigkeit zu behandeln. Vollmundig werden immer neue Diätmodelle als Wunderwaffen im Kampf gegen die überflüssigen Pfunde angepriesen. Auf der Titelseite prangen die suggestiven Bilder schöner junger Menschen mit Traumfigur. Wird jedoch auf der einen Seite Schlankheit als erstrebenswertes Ziel dargestellt, so verlocken ironischerweise wenige Seiten später die Hochglanzfotos appetitanregender Speisen zum Genießen und Völlen. Schließlich sind die Bereiche Essen und Kochen sowie die Sorge für das leiblich-seelische Wohl traditionell weiblich besetzt.

Unser Umgang mit Ernährung ist tatsächlich schizophren: Einerseits kommen immer mehr Produkte auf den Markt, deren Lebensmittelzusätze appetitfördernd wirken, andererseits wollen wir immer schlanker werden. Die Auswahl an Nahrungsmitteln ist riesig, und im Vergleich zu anderen Ländern sind die Preise dafür recht niedrig.

Essen hat auch in den Medien Hochkonjunktur: Kaum ein Werbeblock im Fernsehen kommt ohne Nahrungsmittelspots aus, in denen schlanke Menschen gut gelaunt Kalorienbomben verdrücken. Besser als mit dem Slogan »Du darfst« kann man die Paradoxie unserer Zeit kaum ausdrücken. Kollektives Hungern im Überfluss – so lässt sich das Essverhalten unserer Gesellschaft beschreiben. Wir essen weniger, als der Körper wirklich braucht.

Schönheitsideale orientieren sich an Dingen, die nicht für jeden erreichbar sind. In Kulturen, in denen die Nahrung eher knapp ist, weist ein rundlicher Körperbau auf Reichtum hin und ist als Statussymbol durchaus erstrebenswert.

Die Überbetonung des Körperlichen

Nahrung, Körper und Gewicht sind Themen, die bei Frauen ebenso wie bei Männern starke Verunsicherung hervorrufen. Die Fähigkeit, sich losgelöst von vorgegebenen Gewichtsnormen einfach wohl in seiner Haut zu fühlen oder zu genießen, schwindet oder darf nicht zugelassen werden. Das gesteigerte Körperbewusstsein geht schnell auf Kosten der Lebendigkeit.

Besonders sensible oder labile Menschen tragen schwer an der Doppelnatur dieses Themas und der Verschiebung des eigenen Lebensschwerpunkts auf das rein Körperliche – ein Bereich, in dem die eigenen seelischen Ansprüche wenig Platz zu haben scheinen. Die Dominanz des Sichtbaren in unserer Gesellschaft verschärft die Kontrolle durch andere. Das Urteil der Umwelt beeinflusst viele Menschen. Sie versuchen diese Abhängigkeit zu durchbrechen, indem sie sich auf Essstörungen als Verhaltensmuster für ihr verletztes Selbstgefühl einlassen. Diese können aber Leib und Seele kosten.

Essen bedeutet Lebendigkeit

Neben Sauerstoff ist Nahrung die Vitalessenz, die uns am Leben erhält. Eine ausgewogene, nährstoffreiche Grundernährung im Alltag sorgt dafür, dass alle körperlichen Funktionen aufrechterhalten werden und dass wir gesund bleiben.

Zugleich ist aber Essen auch Seelennahrung. Unsere psychische Gesundheit hängt in starkem Maß davon ab, was, wie und wie viel wir essen. Die Psychoanalyse geht davon aus, dass bereits in der frühen

Kindheit eine Prägung dahingehend stattfindet, welchen Stellenwert Ernährung im späteren Erwachsenenleben hat. Schließlich ist Essen neben zärtlicher Zuwendung das wichtigste Bedürfnis eines Säuglings. Mangelt es an einem der beiden Faktoren, dann verkümmert das Kind seelisch und körperlich. Auch später in der Kindheit stellen die Mahlzeiten feste Rituale dar, die viel Geborgenheit verleihen können. In dieser Zeit lernen wir, ob Essen eine lustvolle Angelegenheit ist oder lediglich ein Mittel zum Zweck. Wenn Nahrung als Ersatz für mangelnde Zuwendung, als Belohnung oder Strafe eingesetzt wird, so kann dies bei Kindern zu einem gestörten Essverhalten führen.

Der Grundstein für eine Essstörung wird häufig schon in der frühen Kindheit gelegt. Bei einem Erwachsenen ist es dann nicht immer einfach, ihren wahren Ursachen auf den Grund zu gehen.

Form der Konfliktbewältigung

Das Essverhalten eines Menschen ist ein deutliches Signal dafür, wie es um sein körperlich-seelisches Wohlbefinden bestellt ist. Ein entspannter, ausgeglichener und selbstbewusster Mensch isst gerne, lustvoll und vielseitig. Er beendet seine Mahlzeiten, wenn er satt ist. Ein Mensch mit seelischen Problemen hingegen isst gegen seine Gefühle und Ängste an: Enttäuschungen, Stress oder Wut werden im wahrsten Sinn des Wortes heruntergeschluckt. In Frustsituationen stellen sich Heißhunger oder eine unwiderstehliche Lust auf Süßigkeiten ein. Das Gefühl der natürlichen Sättigung schwindet allmählich, weil man ständig über den Sättigungsgrad hinaus isst.

Hungern für mehr Anerkennung

Psychische Spannungen können sich auch durch permanente Angst vor einer möglichen Gewichtszunahme äußern. Damit einher geht häufig eine strenge Kontrolle der Nahrungsaufnahme, bei der nur bestimmte Lebensmittel in bestimmten Mengen zugelassen werden. Bis zu 80 Prozent der Frauen in den westlichen Industrienationen essen sich aus Angst vor Übergewicht nicht satt. All dies sind bereits Symptome für eine Essstörung. Wenn alles andere versagt, greifen sie auf das wirkungsvolle Erbrechen zur Gewichtsreduzierung zurück.

Das Essen wird zur Last, man erlebt es angstbesetzt und schuldbeladen. Alle Gedanken und Gefühle konzentrieren sich auf den Körper und das Gewicht und ziehen die Aufmerksamkeit von anderen Bereichen des Lebens ab – dem Verhältnis zu Freunden und zur Familie, dem Beruf, der Schule und anderen Interessen. Oft werden Essstörungen sowohl von den Betroffenen als auch von deren Familien aus Scham verheimlicht. Dies und der Wunsch von Essgestörten, ihre innersten Gefühle für sich zu behalten, sind vielfach stärker als der Wunsch, sich helfen zu lassen.

Essstörungen sind eine Suchtkrankheit und müssen als solche behandelt werden. Nur in den seltensten Fällen gelingt es den Betroffenen, ohne fremde Hilfe zu einem normalen Essverhalten zurückzufinden.

Erkrankung mit Suchtcharakter

Adipositas, Anorexia nervosa und Bulimia nervosa lauten die medizinischen Bezeichnungen für die Sucht nach Fett und Magerkeit, nach Essen und Erbrechen. Denn all diese Essstörungen sind keineswegs nur schlechte Angewohnheiten, sondern ernst zu nehmende Süchte mit dramatischen Folgen für Körper und Seele. Essen, Erbrechen und Hungern gehören zwar nicht zu den »substanzgebundenen Süchten«, die an Suchtstoffe wie Alkohol, Medikamente oder Drogen gekoppelt sind, doch haben die Betroffenen unter absolutem Kontrollverlust über ihr Essverhalten und unter starken Entzugserscheinungen zu leiden, wenn ihnen die Möglichkeiten zur Sucht entzogen werden.

Selbstisolation und Kriminalität

Jede dieser Süchte beginnt schleichend und endet damit, dass sie nicht nur den Alltag, sondern das ganze Leben bestimmt. Bei einem Bulimiker bedeutet dies z. B. Lebensmittel einkaufen, einen ungestörten Platz zum Essen suchen und anschließend einen für das Erbrechen. Auch wenn viele Bulimiker häufig in Billigsupermärkten einkaufen, um die Kosten im Rahmen zu halten und nicht von Bekannten gesehen zu werden, sprengt ihre Sucht in vielen Fällen das Haushaltsbudget. Langjährige Bulimiker verschulden sich nicht selten oder stehlen Geld, um ihre Sucht ausleben zu können.

Esssüchte werden heute vielfach zu den so genannten prozessgebundenen Süchten gezählt, bei denen das Handeln, also das Essen, Erbrechen oder Hungern, zur Abhängigkeit führt.
Das Ausleben der Sucht verursacht Hochgefühle oder einen Zustand des Betäubtseins. Spannungen verschwinden kurzfristig, man fühlt sich entspannt, bis es zum »Kater« danach kommt. Magersüchtige und Bulimiker leiden nach Hungerzeiten respektive nach einem Fressanfall mit anschließendem Erbrechen extrem. Gefühle des Versagens und körperliche Probleme verdichten sich meist zu Depressionen. Selbstmordgedanken stellen sich ein. 5 bis 20 Prozent der Betroffenen setzen ihrem Leben tatsächlich ein Ende.

Ausdruck für innere Spannungen

Ebenso wie der Alkohol- oder Drogensucht liegen Essstörungen ungelöste seelische Konflikte zugrunde. Ein chaotisches Selbstgefühl zieht dabei das Bedürfnis nach einem zwanghaften Verhalten oder zwanghafter Kontrolle nach sich. Essstörungen sind eine Art, mit seinen Gefühlen und Unsicherheiten umzugehen. Zu ihrer Entstehung tragen mehrere Faktoren bei: Familie – oder auch das Fehlen derselben –, soziale Schicht und Milieu, Kultur und Gesellschaft.

In der psychiatrischen Praxis werden drei Formen von Essstörungen unterschieden: Fettsucht, Magersucht und Bulimie. Eine eindeutige Abgrenzung der beiden letzteren ist allerdings nicht leicht, denn die Übergänge sind fließend.

Die häufigsten Essstörungen

Fettsucht (Adipositas)

Sichtbare Essstörungen sind Fettsucht (Adipositas) und Magersucht (Anorexia nervosa). Adipositas zeigt sich in sichtbarem Übergewicht und stark entwickeltem Fettgewebe. Diese Fettpolster entstehen durch vermehrte Kalorienzufuhr, nur selten liegen Stoffwechselerkrankungen zugrunde. 17 Prozent aller Bundesbürger sind von Übergewicht betroffen; das macht die Fettsucht zu der am häufigsten auftretenden Essstörung in Deutschland. Ebenso wie Bulimiker leiden Fettsüchtige mehrmals täglich unter Heißhungeranfällen, denen sie sich hilflos

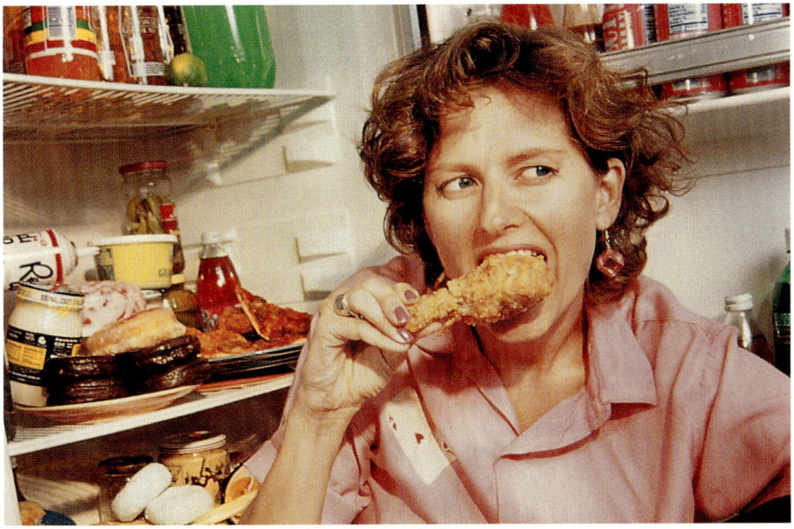

Fettsüchtige und Bulimiker vertilgen bei ihren Heißhungerattacken riesige Mengen kalorienreicher Nahrungsmittel. Der Unterschied ist, dass Bulimiker die damit einhergehende Gewichtszunahme nicht ertragen.

ausgeliefert fühlen. Fett- und zuckerhaltige Lebensmittel werden dabei bevorzugt. Das Essen dient als Ersatz für unbewusste und unerfüllte Bedürfnisse. Umweltreizen können die Betroffenen nur schwer widerstehen. Eine depressive Gemütsverfassung und Angst vor Auseinandersetzungen verbergen sich meist hinter der gutmütigen und angepassten Fassade. Gefährlich wird die Fettsucht, wenn das Übergewicht mehr als 20 Prozent des Normalgewichts beträgt, weil es dann zu gravierenden Gesundheitsschäden kommen kann.

Magersucht (Anorexia nervosa)

Streng kontrolliert hingegen leben Magersüchtige ihre Erkrankung aus. Mit exzessiven Sportprogrammen und Fasten oder konsequenter Nahrungsreduzierung hungern sie sich herunter. Dabei verlieren sie 15 Prozent oder mehr ihres Normalgewichts. Die panische Angst vor dem Dicksein und die Gewissheit, dass normales Essen dick macht, bestimmen ihren streng durchgeplanten Alltag. Selbst wenn die Betroffenen völlig abgemagert sind, empfinden sie sich in der Regel noch als zu »fett«. Betroffen sind vor allem Mädchen und junge Frauen, in zunehmendem Maß allerdings auch Jungen.

Während die Folgen von Fett- und Magersucht ab einem gewissen Stadium der Krankheit nicht mehr zu übersehen sind, bleiben bulimische Symptome oft jahrelang verborgen. Die Betroffenen führen meist ein Doppelleben.

Magersüchtige hungern auch dann noch weiter, wenn ihr Untergewicht längst bedrohliche Ausmaße angenommen hat. Sie nehmen ihren Körper nicht mehr so wahr, wie er tatsächlich aussieht.

Viele Magersüchtige beschäftigen sich so intensiv mit der Nahrung, dass ihr Verhältnis zu allen anderen Dingen des täglichen Lebens gestört ist. Sie können viel Zeit darauf verwenden, Kochbücher zu studieren und für andere üppige und kalorienreiche Mahlzeiten zuzubereiten. Oft nötigen sie auch andere zum Essen. Das Gefühl der absoluten Kontrolle über den eigenen Körper verleiht ihnen Selbstbewusstsein und Stolz. Magersüchtige wirken nicht selten gleichgültig nach außen, was stark mit der intensiven Beschäftigung mit dem eigenen Körper zusammenhängt. Die Isolation von Freunden und von der Familie sind meist die Folge. Das Interesse an sexuellen Begegnungen ist gering. Magersüchtige verweigern sich indirekt mit Hilfe des Körpers, der sich durch seine extreme Magerkeit von allen weiblichen Attributen befreit. Oft bleibt aufgrund des Untergewichts und psychogener Faktoren wie der Angst vor dem Erwachsenwerden nach einer gewissen Zeit die Menstruation aus. Der Übergang von der Magersucht zur Bulimie ist in manchen Fällen fließend. Wird dem Heißhunger nach einer langen Hungerstrecke nachgegeben, muss diese unerlaubte Nahrungsaufnahme anschließend mit selbst herbeigeführtem Erbrechen und Abführen wieder ungeschehen gemacht werden. Man redet in solchen Fällen von einer Magersucht mit bulimischen Tendenzen.

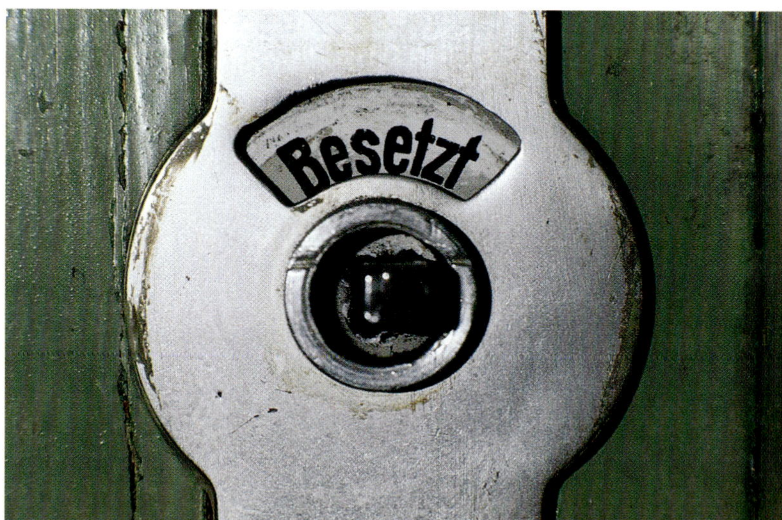

Bulimiker regulieren ihr Gewicht mit selbst herbeigeführtem Erbrechen. Nach einem Essen in Gesellschaft suchen sie häufig nach Ausreden, um sich auf die Toilette zurückzuziehen.

Bulimie (Bulimia nervosa)

Bulimia nervosa ist die Krankheit, die den Betroffenen am ehesten ein Doppelleben erlaubt. Sie spielt sich hinter den Kulissen ab. Bulimiker wirken meist normalgewichtig mit der Tendenz zu Gewichtsschwankungen von 10 bis 20 Kilogramm nach oben oder unten. Die Krankheit wird zunächst nur im Geheimen, wenn man alleine ist oder nachts, wenn der Rest der Familie schläft, ausgelebt. Die Symptome der Bulimie ähneln sowohl denen der Fettsucht als auch denen der Magersucht (siehe Seite 11f.). Haltlos verschlingen Bulimiker während ihrer Heißhungerattacken große Mengen kalorienreicher Nahrungsmittel. Um das aufgenommene Essen wieder loszuwerden, folgen selbst herbeigeführtes Erbrechen, Abführmittelmissbrauch sowie die Einnahme von Entwässerungsmitteln.

Bulimiker sind eher angepasst, diskret und unauffällig. Ihre Bekannten wissen meist nichts von ihren Essschwierigkeiten und den damit verbundenen Depressionen. Sie gehen von Fall zu Fall feste Partnerschaften ein und haben oft auch eine eigene Familie. Offenkundig wird die Krankheit meist erst dann, wenn die Angehörigen bestimmte Symptome richtig zu deuten wissen: wenn der Kühlschrank auf geheimnisvolle Weise geleert wird, Geld aus der Haushaltskasse fehlt, Reste von Erbrochenem in der Toilette gefunden werden usw. Bei Alleinstehenden wird die Krankheit meist erst dann erkannt, wenn der Leidensdruck unerträglich wird und sie sich selbst um eine Behandlung kümmern – kurz, wenn sie »ganz unten« sind.

Für die Bulimie wurden erst Anfang der achtziger Jahre des 20. Jahrhunderts eigene Diagnosekriterien definiert. Sie ist in Zusammenhang mit Magersucht, aber auch als eigenständige Erkrankung bekannt.

Geschichtlicher Rückblick

Ein Blick in die Geschichte zeigt, dass übermäßiges Essen mit anschließendem selbst herbeigeführtem Erbrechen der Nahrung beileibe keine Erscheinung der Neuzeit ist. Bulimie trat vor allem in Kulturen und Zivilisationen auf, die durch Wohlstand und Saturiertheit gekennzeichnet waren. Dabei galt sie keineswegs immer als Krankheit, sondern war häufig sogar gesellschaftsfähig.

Essstörungen in der Antike

Dass es sich bei der Ess- und Brechsucht um eine Erkrankung handelt, war bereits den Geistesgrößen der griechischen Antike bewusst. Sie befassten sich nicht nur mit den Symptomen, sondern auch mit der seelischen Dimension der Sucht, die Männer wie Frauen gleichermaßen befiel. Der große Dichter Homer (um 800 v. Chr.) verfasste den Mythos des Erysichthon. Er wurde von Demeter, der Göttin der Erde und des Korns, wegen eines Baumfrevels mit der Qual der unstillbaren Fressgier bestraft – »boulimos« (»bous« heißt auf griechisch Ochse, »limos« Hunger). Der Dichter Xenophon (430–354 v. Chr.) verwendete denselben Begriff als Synonym für Ohnmacht und Schwäche. Plutarch (46–120 n. Chr.) sah in ihm einen quälerischen Dämon. Für den Vater der Medizin, Hippokrates (um 460–370 v. Chr.), hatte »limos« auch die Bedeutung von krankhaftem Hunger. Von ihm stammt auch die älteste bekannte Therapie für Bulimie: Ein Trunk Wein sollte Heißhungerattacken sofort zum Verschwinden bringen.

Früher konnten sich nur die Angehörigen höherer Gesellschaftsschichten eine Verschwendung von Nahrungsmitteln in der Form leisten, dass man nach üppigen Gelagen Gegessenes wieder erbrach.

Die Bulimie wird gesellschaftsfähig

Um die Zeitenwende, zur Blütezeit des Römischen Reichs, war bulimisches Essverhalten in der besseren Gesellschaft höchst anerkannt. Man völlte, erbrach sich danach in so genannten Vomitorien und betrachtete dabei auch das Erbrechen als Fortsetzung der Lust am luxuriösen Gelage. Insofern ist der Vergleich zum Krankheitsbild der als zwanghaft und schuldbeladen erlebten Bulimie zu scheuen.

Privileg der Reichen und Mächtigen

Im deutschsprachigen Raum waren die bulimischen Heißhungerattacken lange Zeit als »Ochsenhunger«, »Hundshunger«, »Wolfshunger« oder »Bärenhunger« bekannt. Besonders Frauen, die unter Hysterie litten, fielen ihr zum Opfer. Noch wurde allerdings das Fressen bei einem Gelage als Zeichen von Macht und Stärke gewertet. Das plötzliche Ableben nach einem allzu üppigen Essen galt als schöner Tod.

Neues weibliches Schönheitsideal

Erst gegen Ende des 19. Jahrhunderts wuchs das medizinische Interesse an der mittlerweile als gesundheitsschädlich und krankhaft angesehenen Bulimie, die vor allem Männer aus adligen oder wohlhabenden Kreisen betraf. Mit dem Aufkommen von neuen Schönheitsidealen wie der so genannten Sanduhrfigur mit überschlanker Taille und dem androgynen Garçonne-Typ in den zwanziger Jahren wurden Magersucht und Bulimie zu den geheimen Helfern der Frauen beim Ringen um ein begehrenswertes Aussehen.

Schlankheitskult der Wohlstandsgesellschaft

Je weniger die Menschen in früheren Zeiten von ihrem täglichen Brot satt wurden, desto höher stand ein rundlicher und wohlgenährter Körper im Kurs. Mit zunehmendem gesellschaftlichen Wohlstand hingegen wurde die ehemals als ärmlich verpönte Magerkeit zum seltenen Anblick und damit zum neuen, nur mit äußerster Disziplin zu erreichenden Schönheitsideal.

Sexuelle Attraktivität wird über das Aussehen definiert – und in unserer Gesellschaft eben über Schlankheit. Das Bemühen, attraktiv zu sein, entspringt dem Wunsch nach Liebe und Anerkennung.

Anerkennung als Krankheit

Seit Mitte der siebziger Jahre hat sich das Interesse von Wissenschaft und Forschung für das Phänomen Bulimie verstärkt. Seit 1980 existiert eine selbstständige Definition der Essstörung, die nun als Krankheit anerkannt ist. Ihre Verbreitung hat in den letzten Jahrzehnten epidemische Ausmaße angenommen; die Bulimie betrifft Menschen jeden Alters und jeder Gesellschaftsschicht. Das vorherrschende Schönheitsideal bei Frauen, Männern, Mädchen und Jungen ist der androgynschmale und sportlich trainierte Typ.

Zurzeit schätzt man die Zahl der Betroffenen in Deutschland auf etwa 250 000. Die Dunkelziffer liegt erheblich höher, da viele Patienten erst sehr spät einen Therapeuten aufsuchen. Das durchschnittliche Ersterkrankungsalter liegt zwischen 20 und 25 Jahren. Am häufigsten sind Frauen betroffen, die das Elternhaus bereits verlassen haben.

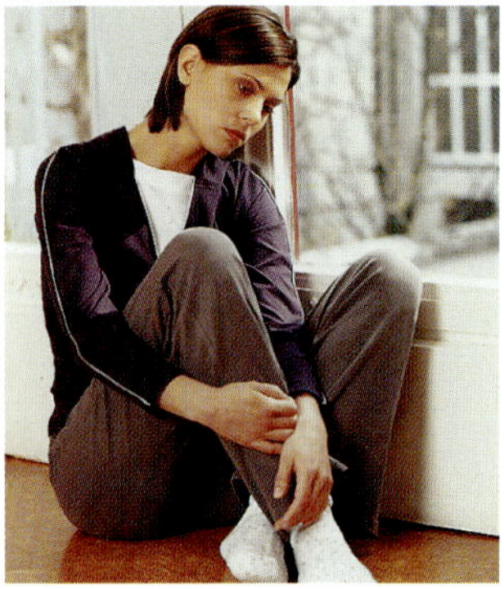

Bulimiker hungern permanent nach Anerkennung und Liebe. Dafür zahlen sie einen hohen Preis, indem sie sich selbst verleugnen.

Bulimie – Leiden am Leben

Wenn es um die Ursachen und möglichen Behandlungen der Bulimia nervosa geht, zeigt sich die vorhandene Literatur höchst widersprüchlich. Die einen gehen davon aus, dass Essstörungen ihre Wurzeln im familiären und sozialen Umfeld haben, weshalb eine psychoanalytische Aufarbeitung angebracht scheint. Andere sehen sie als Folge von erblichen Faktoren und von einer Depression an, die mit Psychopharmaka ausreichend therapiert werden kann. Wieder andere deuten sie als reines Verhaltensproblem und versprechen sich am ehesten dadurch eine Heilung, dass richtiges Essverhalten und ein gesundes Körperbewusstsein antrainiert werden. Neuerdings vertreten immer mehr Forscher die Meinung, dass die Ess- und Brechsucht auch wie eine Sucht behandelt werden sollte, um die es sich ihrer Meinung nach ausschließlich handelt.

Viele Faktoren spielen zusammen

Die Ursachen für die Entstehung von Essstörungen sind äußerst komplex. Sie schließen eine Vielzahl von soziokulturellen, familiären, biologischen und persönlichkeitsspezifischen Faktoren ein.

Keine dieser Erklärungen und Therapieansätze reicht aus, um das Wesen der Krankheit vollends zu begreifen. Genauso wenig wie man einen bestimmten Menschentyp festlegen kann, der anfällig für diese Erkrankung ist, genauso wenig lässt sich eine bestimmte Ursachenkette benennen, und in der Konsequenz daraus die geeignete Behandlungsmethode. Wie eingangs bereits erwähnt, gibt es bestimmte gesellschaftliche Strömungen, denen jeder von uns unterworfen ist, und es gibt bestimmte Familienkonstellationen, in denen sich Essstörungen häufen. Auch bestimmte Muster im Leben von Essgestörten wiederholen sich. So werden Gefühle des Zorns oder der Angst und Konflikte zwischen Abhängigkeit und Selbstständigkeit nicht in Worte gefasst oder nach außen geleitet, sondern durch Essen und Erbrechen bzw. durch Nicht-Essen unterdrückt. Doch all dies sind Probleme, mit denen sich auch Menschen ohne Essstörung auseinander setzen müssen. Sie stellen sich solchen Herausforderungen allerdings auf eine andere Art, für sie sind diese Probleme weniger (lebens-)bedrohlich als für einen Essgestörten, dessen Gefühle zwischen Ausgeglichenheit während einer Fressattacke und Ekelgefühlen vor sich selbst nach dem Gang auf die Toilette schwanken.

Wie man Bulimie erkennen kann

Im Folgenden sollen nicht nur die Symptome und gesundheitlichen Folgen der Bulimie beschrieben werden, um die Ernsthaftigkeit und Komplexität dieser Erkrankung herauszustellen. Auch das Umfeld, in der eine Bulimie entsteht, gilt es näher einzukreisen. Besonders Angehörige und Partner der Betroffenen sind dazu aufgefordert, Verständnis zu entwickeln und eigene Verhaltensmuster zu überdenken. Den Betroffenen selbst soll dieses Kapitel zeigen, dass sie sich in einem Teufelskreis befinden, dem eine lange Leidensgeschichte vorausgeht und dessen Mechanismen sich ihrer Kontrolle entziehen.

Allen Bulimikern gemeinsam sind regelmäßig wiederkehrende, als Kontrollverlust erlebte Heißhungerattacken. Auf diese Fressanfälle folgt selbst herbeigeführtes Erbrechen oder der Missbrauch von Abführmitteln.

Versteckte Signale ernst nehmen

Auch Magersüchtige haben gelegentlich Fressanfälle, deren Folgen sie mit selbst herbeigeführtem Erbrechen oder Abführmitteln vermeiden wollen. Man nennt dieses Phänomen bulimische Anorexie. Jedoch erst das wiederholte Auftreten von Fress- und Heißhungerattacken über einen längeren Zeitraum wird als Bulimie bezeichnet. Die American Psychiatric Association hat die wesentlichen Merkmale der Bulimie wie folgt definiert. Sie sollten von den Betroffenen sowie ihren Partnern und Familien unbedingt ernst genommen werden. Insbesondere für die Bulimie gilt: Jede Essstörung ist in letzter Konsequenz eine Frage auf Leben und Tod. Ein Versuch, diese Süchte zu bagatellisieren, kann im schlimmsten Fall zu einem vorzeitigen Tod führen. Wenn nur eines der folgenden Merkmale auf Ihre Lebenssituation zutrifft, sollten Sie sich ernsthaft überlegen, professionelle Hilfe zu suchen.

Essen beherrscht das Denken

Bulimiker beschäftigen sich in übertriebener Weise mit ihrer Nahrung und ihrem Gewicht, das in der Regel normal ist. Die Vorstellung, die sie vom eigenen Idealgewicht haben, liegt weit unter dem gesundheitlich zulässigen Niveau. Der Alltag wird in extremer Weise vom Essen bestimmt, obwohl Bulimiker selten in Gesellschaft essen.

Unkontrollierte Fressanfälle

Sobald sie allein sind, nehmen Bulimiker große Mengen an Nahrungsmitteln zu sich. Durchschnittlich haben sie mindestens zwei Fressanfälle pro Woche. Auslöser ist in der Regel emotionaler Stress. Mit dieser Stimmung ist das Verlangen nach bestimmten Nahrungsmitteln verbunden. Es genügen dann bereits kleine Mengen einer »verbotenen«, kalorienreichen Speise, um jede Selbstdisziplin zusammenbrechen zu lassen. Bei einer Fressattacke nimmt ein Bulimiker durchschnittlich 4800 Kilokalorien in Form von kohlenhydrathaltigen Lebensmitteln zu sich, die leicht zu schlucken sind. Nach einer derartigen Attacke fühlen sich die Betroffenen schlecht, schwach und schuldig.

Das Denken von Essgestörten kreist zwanghaft um Figur und Körpergewicht. Sie haben panische Angst vor einer Gewichtszunahme. Mit jeder noch so geringen Gewichtssteigerung sind heftige Stimmungsschwankungen verbunden.

Verschiebung der Sättigungsgrenze

Bulimisches Essverhalten führt mit der Zeit zu einer Magenerweiterung. Die Betroffenen nehmen während einer Fressattacke überdurchschnittlich große Nahrungsmengen zu sich. Die Sättigungsgrenze verschiebt sich dadurch nach oben, und der Körper braucht immer mehr Nahrung, bis sich ein Gefühl der Sättigung einstellt.

Selbst herbeigeführtes Erbrechen

Um einer Gewichtszunahme entgegenzusteuern, führen Bulimiker selbst ein Erbrechen herbei (81 Prozent der Betroffenen) oder missbrauchen Abführ- und Entwässerungsmittel (63 Prozent). Sie führen strenge Diäten und Fastenkuren durch und unterziehen sich einem

»Verbotene« und »erlaubte« Nahrungsmittel

▶ Bulimiker teilen ihr Essen häufig in »erlaubtes« und »unerlaubtes« ein. Das »erlaubte« Essen hat wenig Kalorien und ist nahrhaft. Oft sind diese Menschen Vegetarier.

▶ Verbotenes Essen besteht aus den Lebensmitteln, die sie während eines Fressanfalls in sich hineinschlingen. Dabei handelt es sich meist um kohlenhydratreiche Nahrung wie Kuchen und Gebäck, Schokolade, Kartoffelchips und Eiscreme. Die Eigenschaften des Essens überträgt der Bulimiker dabei auf sich selbst. Wenn er erlaubte Nahrungsmittel zu sich nimmt, ist er gut, wenn er verbotene isst, schlecht.

▶ Diese Polarität überträgt er in der Regel auch auf andere Lebensbereiche: »Wenn ich in diesem Sektor eine gute Leistung erbringe, bin ich ein guter Mensch.« Entspricht die Leistung nicht dem gesetzten Ziel, erleben die Betroffenen einen Kontrollverlust und empfinden sich selbst als schlecht.

harten körperlichen Training. Die Einnahme von 40 bis 80 Abführtabletten pro Tag ist häufig. Die Gewichtsreduktion nach Gebrauch von Abführmitteln ist vorübergehend, da es sich dabei nur um einen Flüssigkeitsverlust handelt. Bei vielen Bulimikern kommt es zu Erbrechen, ohne dass sie es selbst herbeiführen müssen. Plötzliche Gewichtsschwankungen von zehn Pfund oder mehr deuten auf Fressanfälle und entsprechende Abführmaßnahmen hin.

Manche Bulimiker erbrechen während einer Heißhungerattacke mehrere Male, um danach weitere Nahrungsmittel aufnehmen zu können. Bevorzugte Tageszeiten für die Fressanfälle sind der späte Abend und die Nacht.

Verlust der kognitiven Kontrolle

Die knapp am Hungertod vorbeiführenden Abmagerungskuren, auf die sich die Betroffenen einlassen, bringen die angeborenen Kontrollmechanismen des Organismus durcheinander. Diese sorgen normalerweise dafür, dass Gewichtsschwankungen innerhalb gewisser Grenzen bleiben und dass man ein natürliches Bedürfnis nach Nahrung hat. Wenn diese kognitive Kontrolle zusammenbricht und die natürliche Sättigungsgrenze sich verschiebt, entsteht bulimisches Verhalten.

Leben in der Heimlichkeit

Ein weiteres Symptom ist die Heimlichkeit. Sowohl der gewaltige Appetit als auch das Erbrechen und die Depression werden vor der Umwelt verborgen gehalten. In vielen Fällen ahnt selbst der Lebenspartner lange nichts von der Essstörung. Das sichtbare Gewicht der Betroffenen lässt nicht vermuten, dass sie an einer Essstörung leiden und viele gemeinsame Züge mit Magersüchtigen haben (siehe Seite 11f.). Mögliche Hinweise auf Fressanfälle werden meist gut versteckt. Manche Bulimiker wechseln beispielweise von einem Schnellimbiss zum anderen und nehmen dort jedesmal eine mittelgroße Portion zu sich. Andere vermeiden es, gemeinsam mit der Familie oder dem Partner zu essen. Essen sie trotzdem einmal auswärts, werden meist Entschuldigungen vorgebracht, um nach dem Essen die Toilette aufsuchen zu können.

Die Fressanfälle finden in der Regel heimlich statt, und die Betroffenen sind peinlich darauf bedacht, dass niemand aus ihrer Umgebung davon erfährt. Dennoch hat die Essstörung häufig die Funktion eines stummen Hilferufs.

Depressionen und Suizidgedanken

Die depressiven Symptome von Bulimikern kann man mit den Symptomen von Patienten mit einer depressiven Störung vergleichen. Die Depressionen können auch eine Reaktion auf die Unterernährung sein, die sich nach einer langen Phase strengen Diäthaltens einstellt. Selbstmordgedanken sind bei Bulimikern häufig, und die Selbstmordrate ist relativ hoch.

Gemeinsamkeiten mit der Magersucht

Was ihre Symptome und ihren Verlauf betrifft, haben Magersucht und Bulimie vieles gemeinsam. Nicht selten geht die Bulimie bei Frauen aus einer vorangegangenen Magersucht hervor.
Bevor jedoch die Ähnlichkeiten zur Sprache kommen, noch einige Bemerkungen zu dem maßgeblichen Unterschied der beiden Essstörungen: Während bei der Magersucht der Weg tatsächlich das Ziel ist und die Betroffenen durch sie sichtbar ihr Leben verändern, wählen Buli-

miker eine Sackgasse. Ihre Krankheit dient der Aufrechterhaltung einer Lebensweise, die die Betroffenen grundsätzlich belastet. Bulimiker wollen den unterschiedlichsten Ansprüchen genügen und peilen gleichzeitig unerreichbare Ziele an. Für diese Art der Überforderung bezahlen sie mit einem zwanghaften Verhalten, das sie selbst als entwürdigend empfinden und das darüber hinaus ihr Potenzial herabsetzt, ganz konkret mit konfliktreichen und anstrengenden Lebenssituationen umzugehen.

Manche Bulimiker verschlingen in kürzester Zeit wahllos riesige Nahrungsmengen – ohne jede Geschmacksempfindung. Bei anderen werden die Fressanfälle regelrecht geplant und laufen nach einem strengen Ritual ab.

Ständiger Kampf um Selbstkontrolle

Magersüchtige und Bulimiker führen einen verzweifelten Kampf, um die totale Kontrolle über ihre Gefühle, ihr Verhalten und ihren Körper zu bekommen. Da Hunger ein Gefühl ist, das zwangsläufig eintritt, wenden sie all ihre Bemühungen gerade gegen das Unumgängliche – gegen den Hunger und somit gegen den eigenen Körper. Um die Kontrolle aufrechtzuerhalten, strukturieren sie den Tag so, dass sie fast gar keine Möglichkeit mehr haben, etwas zu essen. Magersüchtige sind in der Regel erfolgreich mit ihrer Kontrolle, Bulimiker hingegen nicht. Am Ende des Tages sind sie oft so heißhungrig, dass sie die Kontrolle verlieren und einen Fressanfall erleiden. Die Angst vor einem möglichen Kontrollverlust sorgt für Dauerstress.

Festhalten an starren Verhaltensmustern

Der für Magersüchtige und Bulimiker so typische Perfektionismus und das damit einhergehende Kontrollbedürfnis führen zu starren Denkmustern. Manche Bulimiker versuchen ihre Fressanfälle streng unter Kontrolle zu halten. Um den Anfällen vorzubeugen, wird jeden Tag dasselbe gegessen. Sobald sie jedoch aus irgendeinem Grund von dieser Routine abweichen und z. B. einen Keks essen, fühlen sie sich als Versager. Die Folge ist ein weiterer Fressanfall. Der Bulimiker isst zuerst die restliche Kekspackung und anschließend den ganzen Kühlschrank leer. Derartige Verhaltensmuster machen es den Betroffenen häufig unmöglich, in der Gesellschaft anderer Menschen zu essen.

Das Gefühl, nie zu genügen

Magersüchtige und Bulimiker haben das Gefühl, den eigenen (hohen) Ansprüchen nie zu genügen. Sie fühlen sich dem Leben mehr oder weniger ausgeliefert; mangelnde Selbstachtung, Depressionen und Passivität sind die Folgen. Ihre eigenen Bedürfnisse können sie nicht von den Erwartungen anderer trennen. Sie machen sich seelisch abhängig, lassen sich sagen, was sie zu tun und zu lassen, zu fühlen und zu denken haben. Zwar sind sie sich ihrer eigenen Gefühle nicht bewusst, doch haben sie es zur Meisterschaft darin gebracht, die Gefühle anderer zu verstehen und sich nach ihnen zu richten.
Zwar wirken die meisten Magersüchtigen und Bulimiker sehr selbstständig und erfolgreich, gehen hoch qualifizierten Berufen nach und sind sportlich. Häufig werden diese Erfolge und das selbstbewusste Verhalten jedoch von den Erwartungen ihrer Umwelt gesteuert. Diese als unerträglich empfundene Situation drückt sich darin aus, dass die Betroffenen sich gewissermaßen einmauern. Hunger und Sattheit – Bedürfnisse, über die sich Selbstständigkeit und Identität zeigen – werden zu Gegnern und Waffen zugleich. Der Körper und damit das Selbst werden durch die Essstörung jeglicher Beeinflussung entzogen. Die Wiedererlangung des Gefühls, hungrig oder satt zu sein, wird schließlich während der Krankheit zu einem unerreichbaren Fernziel. Die Selbstzerstörung nimmt ihren Lauf.

Während Magersüchtige sich nicht mit ihrer Weiblichkeit identifizieren können, streben Bulimikerinnen oft nach einer »Idealfigur«, um sich dem herrschenden Schönheitsideal hundertprozentig anzupassen.

Gestörtes Verhältnis zum eigenen Körper

Unsere Identität hängt stark mit einem stabilen Körpergefühl zusammen. Dieses Gefühl für sich selbst entwickelt man besonders intensiv in Wachstumsphasen, in denen der Körper schnelle Veränderungen erfährt – also in der Kindheit und später in der Pubertät. Eine große Rolle bei der Entwicklung eines gesunden Körpergefühls spielt auch, wie intensiv sich die anderen Familienmitglieder mit ihrem Körper und ihrem Gewicht beschäftigen. Patienten mit Magersucht oder Bulimie leiden unter starken Störungen des körperlichen Selbstbilds. Viele empfinden Bauch, Schenkel, Po und Hüften als zu dick. Besonders nach Mahlzeiten fühlen sie sich unförmig und »fett«. Die Instabilität des Körpergewichts wird durch häufiges Wiegen bestätigt. Kein Magersüchtiger oder Bulimiker würde sich als schlank bezeichnen, wenn er vor dem Spiegel steht, selbst wenn er objektiv betrachtet stark untergewichtig ist. Sein persönliches Idealgewicht liegt meist weit unter dem, was gesundheitlich verträglich ist.

Die Selbsteinschätzung vieler bulimischer Patienten ist gestört. Sie sehen und beurteilen nicht nur ihren Körper, sondern auch ihr Verhalten überkritisch und nicht den Tatsachen entsprechend.

Überanpassung an äußere Werte

Bulimiker können ihren Körper aus den verschiedensten Gründen heraus ablehnen. Ein häufig wiederkehrendes Motiv ist, dass ihr Körper sich früher von dem anderer unterschied. Entweder hatten sie Übergewicht, waren überdurchschnittlich groß oder litten an einem chronischen gesundheitlichen Problem. In manchen Fällen wurden sie auch körperlich oder sexuell misshandelt.
Statt den eigenen Körper anzunehmen, betrachten sie ihn mit Argwohn und gehen davon aus, einem »Ideal« entsprechen zu müssen, um von der Umwelt angenommen zu werden. Darauf gründen sie ihr Selbstbewusstsein. Die Symptome treten in der Regel allerdings erst auf, wenn sie ihr Elternhaus verlassen haben.

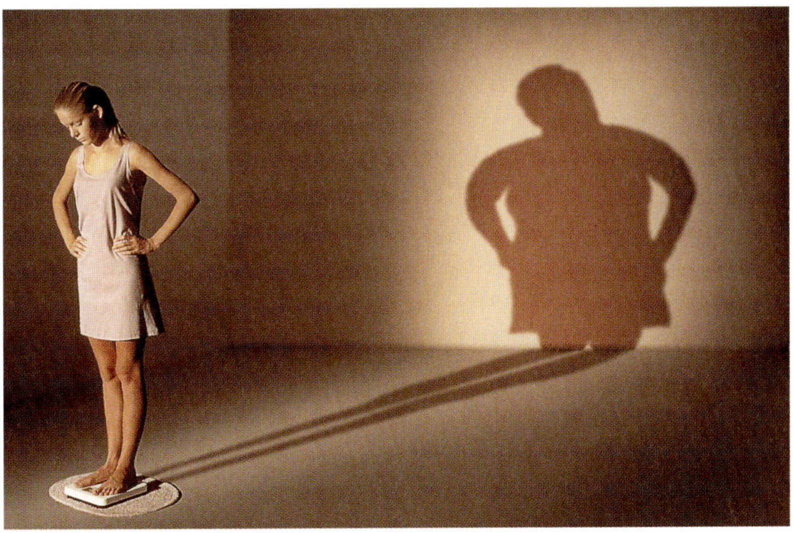

Bulimische Frauen haben eine völlig verzerrte Wahrnehmung vom eigenen Körper. Obwohl sie meist schlank und attraktiv sind, haben sie selbst das Gefühl, »fett« und unansehnlich zu sein.

Der Kampf um das eigene Körpergewicht dient dazu, sich noch einen Rest eigener Gefühle zu bewahren und sich wenigstens diesbezüglich nicht von anderen gängeln und dominieren zu lassen. Bei dem Bild, das man von seinem eigenen Körper entwirft, geht es um den letzten Rest von Selbstständigkeit.

Bestimmte Essgewohnheiten zu haben, wird für Bulimiker oder Magersüchtige so zu einer Frage der Identität. Ihr ganzes Selbstwertgefühl hängt davon ab. Einen Großteil ihrer Kräfte verwenden sie darauf, über ihren Körper zu wachen – das bedeutet jedoch nicht nur Verzicht, sondern in vielen Fällen auch die intensive Beschäftigung mit Kleidung und Körperpflege. Dabei bleibt wenig Zeit für einen tiefer gehenden Kontakt mit anderen Menschen. Isolation und mangelnde Flexibilität gehören zu dem Teufelskreis, der Bulimiker daran hindert, den eigenen Körper und seine Signale besser kennen zu lernen und ein realistischeres Körpergefühl zu entwickeln.

Je mehr Raum die Fressattacken in ihrem Leben einnehmen, desto mehr ziehen sich die Betroffenen aus ihrem sozialen Umfeld zurück. Kontakte fallen ihnen immer schwerer, bis sie schließlich in völliger Isolation leben.

Hilflosigkeit im Umgang mit anderen

Ein weiteres gemeinsames Merkmal von Magersucht und Bulimie sind Probleme im Kontakt mit anderen Menschen. Die starke Intuition und das Einfühlungsvermögen, die viele Essgestörte auszeichnen, machen sie verständnisvoll und liebenswert. Bulimiker sind überdies oft attraktiv und gepflegt und wirken sehr aufgeschlossen. Doch selbst wenn sie sich die Nähe zu anderen herbeiwünschen, fühlen sie sich schnell eingeengt, wenn der Kontakt zu intensiv wird.

Magersüchtige scheuen den engeren Kontakt zum anderen Geschlecht ganz. Doch auch Bulimiker haben große Probleme im Umgang mit längeren Partnerschaften. Auf der einen Seite reagieren sie aufgrund ihres hohen Bedürfnisses nach Anerkennung sehr sensibel auf Ablehnung und vermeiden aus dieser Angst heraus intensivere Beziehungen. Auf der anderen Seite ringt das starke Bedürfnis, umsorgt zu werden, mit der Angst vor Übervorteilung. Dass es vielen verheirateten Frauen gelingt, ihre Fressanfälle und das anschließende Erbrechen über Jahre vor dem Partner geheim zu halten, spricht für eine große innere Distanz zum anderen.

Gesundheitliche Folgen der Bulimie

Oft sind sich Betroffene und deren Angehörige nicht im Klaren darüber, welche ernsthaften medizinischen Probleme die Krankheit mit sich bringen kann. Von einer Patientin stammt der Ausspruch: »Ich dachte, ich hätte das Problem gelöst; ich konnte nicht verstehen, warum nicht jeder aß und hinterher erbrach.«
Die wiederholten Fressattacken und die drastischen Methoden der Gewichtskontrolle haben verheerende körperliche Auswirkungen, die zunächst unsichtbar bleiben. Denn der Körper macht lange Zeit geduldig mit. Die schlechteste Nachricht vorweg: 17 Prozent der Bulimiker sterben frühzeitig. Der Abführ- und Entwässerungsmittelmissbrauch zerstört auf lange Sicht die Körperchemie und führt im Extremfall zu einem Herzversagen. Andere Todesursachen können ein Magen- oder Speiseröhrendurchbruch sein.

Wenn eine Bulimie länger andauert, kann sie gesundheitliche Schäden zur Folge haben, die auf keinen Fall unterschätzt werden sollten. Sie können zu schweren Beeinträchtigungen führen und manchmal sogar lebensbedrohlich sein.

Unterernährung und Nährstoffmangel

Nicht weniger problematisch sind die Folgen der absichtlichen Unterernährung, die auch Kennzeichen der Magersucht sind. Bulimiker magern in der Regel nicht so stark ab wie Magersüchtige, doch betrifft sie die gesundheitliche Problematik ständiger Mangelernährung und fehlender Nährstoffe in gleichem Maß. Unterernährung führt zu Störungen der normalen Hormonausschüttung. Diese Störungen zeigen sich bei Mädchen und Frauen durch das Ausbleiben der monatlichen Periode (Amenhorrhö), unregelmäßige Menstruation, Unfruchtbarkeit und das Schwinden der Brust. Der Körper wird im schlimmsten Fall »entweiblicht«. In seltenen Fällen können die Patientinnen auch Symptome einer Schilddrüsenunterfunktion zeigen. Zu den häufigsten gehören Antriebslosigkeit, Schwäche, Empfindlichkeit gegenüber kaltem Wetter, trockene Haut und Haarausfall.
Je länger die Erkrankung andauert, desto gravierender werden die körperlichen Folgeerscheinungen. So kann es zu Entzündungen im gesamten Verdauungstrakt kommen, die mit schweren Störungen des Elektrolythaushalts einhergehen.

Störung des Kaliumhaushalts

Auch das Herz-Kreislauf-System kann schwer wiegend beeinträchtigt werden. Die abnehmende Herzmuskelmasse kann zu einem geringen Herzminutenvolumen führen, das sich in niedrigem Blutdruck und/ oder Herzschwäche äußert. Auch ein schwerer Kaliummangel (Hypokaliämie) entsteht in der Folge von Unter- oder Mangelernährung. Er verursacht gewöhnlich Herzrhythmusstörungen. Auch sie können zum plötzlichen Tod führen.

Kaliummangel kann auch die Funktion der Nieren und des Magen-Darm-Trakts beeinflussen. Er beeinträchtigt die Fähigkeit der Nierenkanäle, Urin zu konzentrieren. Daraus ergeben sich Beschwerden wie Polyurie (häufiges Urinieren), Nokturie (häufiges nächtliches Urinieren) und Polydypsie (vermehrter Durst). Weiterhin beeinträchtigt Kaliummangel auch die Darmtätigkeit. Daraus resultieren Beschwerden wie Völlegefühl, Aufstoßen, Sodbrennen und Verstopfung. Auch Hämorrhoidalleiden können entstehen oder sich verschlimmern.

Bedingt durch häufiges Erbrechen und vermehrte Ausscheidungen können gravierende Störungen des Elektrolythaushalts auftreten. Der Verlust an Kalium und Natrium hat negative Folgen für die Herz- und Nierenfunktion.

Senkung des Grundumsatzes

Ein weiteres Problem von Bulimikern ist ihr geringerer Energieverbrauch, der wahrscheinlich ebenfalls auf Unternährung, häufiges Erbrechen und die Einnahme von Abführmitteln zurückzuführen ist. Das häufige Erbrechen trägt auch zur Verschiebung der natürlichen Sättigungsgrenze nach oben bei. Die Betroffenen müssen bei ihren Heißhungerattacken immer mehr Nahrung in sich hineinstopfen, um sich satt zu fühlen. Dadurch nehmen sie leichter an Gewicht zu, und der Druck des Zu-dick-Seins wächst ins Unermessliche.

Folgen der unkontrollierten Fressanfälle

Bulimisches Verhalten bringt gewöhnlich Komplikationen im Magen-Darm-Trakt mit sich. Fressanfälle führen zu einer akuten Magenerweiterung, Leibschmerzen, Übelkeit und Erbrechen, manchmal sogar zum Magendurchbruch. Von Entzündungen der Bauchspeicheldrüse nach wiederholten Fressanfällen wurde ebenfalls berichtet. Fressanfälle führen auch zu einer Vielzahl unspezifischer neurologischer Symptome wie Kopfschmerzen, Schwindel und Wahrnehmungsstörungen. Häufig sind auch Zustände völliger Erschöpfung die Folge.

Risiken des selbst herbeigeführten Erbrechens

Selbst induziertes Erbrechen beeinträchtigt fünf Komponenten des Verdauungstrakts: Die Mundhöhle wird durch die Magensäure verätzt, und die Speicheldrüsen entzünden sich. Es kommt zu den typischen »Hamsterbacken« der Bulimiker. Auch Speiseröhre, Ohrspeicheldrüse und der Rachenraum können sich durch den häufigen Kontakt mit der Magensäure entzünden. Der Zahnschmelz wird geschädigt, und es besteht eine erhöhte Neigung zu Karies bis hin zum Zahnverfall. Sodbrennen, Störungen des Körperhaushalts, des Elektrolythaushalts (Blutsalze) und des Säure-Basen-Haushalts im Körper sind weitere Folgen. Es kommt zu Müdigkeit, Kopfschmerzen, Angstzuständen, Depressionen und Muskelschwäche.

Eine weitere Ursache von Komplikationen ist der Missbrauch von Abführ- und Entwässerungsmitteln. Diese Substanzen verursachen Störungen der Nierenfunktion, wenn sie in zu großen Mengen eingenommen werden.

Was Abführmittelmissbrauch bewirken kann

Der verantwortungslose Umgang mit Abführmitteln kann zu schweren Stoffwechselstörungen und zu Darmträgheit führen. Ein funktionales Darmsyndrom, das sich als Wechsel von Durchfall, Verstopfung und Bauchschmerzen darstellt, ist eine weitere Folgeerscheinung.

Gesundheitsschäden durch Entwässerungsmittel

Mit der Flüssigkeit verliert der Körper viel Kalium und Säure, eine weitere mögliche Folge des Wasserverlusts sind Nierenschäden. Wenn die Entwässerungsmittel nicht mehr eingenommen werden, kann dies zu einer vorübergehenden Einlagerung von Flüssigkeit in das Unterhautgewebe führen. Obwohl das gewöhnlich harmlos ist, wird die Auswirkung auf das Äußere nur schwer ertragen, und der Missbrauch der Medikamente wird in der Regel wieder aufgenommen.

Um ihren Kalorienverbrauch zu steigern, gehen Essgestörte beim Sport oft an die äußersten Grenzen ihres Leistungsvermögens. Schwindel und andere Warnsignale des Körpers werden dabei ignoriert.

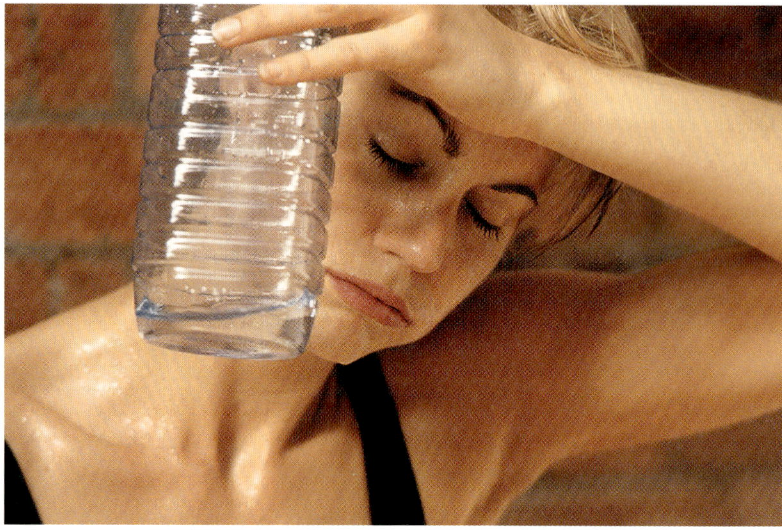

Verschleißerscheinungen durch exzessiven Sport

Auch anstrengendes körperliches Training wird von Bulimikern eingesetzt, um Kalorien zu verbrennen. Sie sind daher besonders anfällig für Probleme mit Muskeln oder Knochen. Zusätzlich kann exzessives Training auch hormonelle Störungen verursachen, so etwa den verzögerten Eintritt der ersten Regelblutung, sekundäre Amenorrhö, unregelmäßige Menstruationsblutungen und Unfruchtbarkeit.

Essgestörte versuchen ihr Gewicht häufig auch durch den Missbrauch von Appetitzüglern zu regeln. Schlaflosigkeit, Nervosität, Herzrhythmusstörungen, Muskelkrämpfe, Angst und Depressionen können die Folge sein.

Wenn im Seelenleben Chaos herrscht

Depressionen und ein massiver Verlust des Selbstwertgefühls sind psychische Probleme, die häufig mit Ess- und Brechsucht einhergehen. Das Leiden unter der Zwanghaftigkeit des eigenen Verhaltens, die Angst vor dem nächsten Anfall und der Ekel vor sich selbst verschärfen das Krankheitsbild. Belastend wirkt auch die ständige Furcht vor der Entdeckung der Essstörung durch andere und die gleichzeitige Unfähigkeit, mit ihr zu brechen. Es folgt nicht selten der Rückzug aus dem gesellschaftlichen Umfeld, der Bulimiker wird pessimistisch und melancholisch. Sein Selbstwertgefühl sinkt, er vernachlässigt andere

Interessen. Häufig kann er sich nicht mehr konzentrieren und bekommt Schwierigkeiten in Schule, Ausbildung oder Beruf. Manchmal beginnt er zu stehlen oder Schulden zu machen, um seine Sucht zu finanzieren. Sich selbst und das Leben empfindet er als abstoßend und »zum Kotzen«. Das Leiden an der eigenen Existenz wird immer stärker, und ein Gefühl der Sinnlosigkeit stellt sich ein.

Schon Kinder werden heute mit wachsenden Anforderungen an ihre Leistung konfrontiert. Sie werden geistig und körperlich früher erwachsen und laufen daher auch immer früher Gefahr, eine Essstörung zu entwickeln.

Nicht nur Frauen sind betroffen

Galt die Bulimie in den achtziger Jahren noch als typische Krankheit junger Erwachsener zwischen 20 und 30 Jahren, so beobachtet man heute zunehmend, dass Essstörungen sowohl bei Mädchen als auch bei Jungen schon in der Kindheit auftreten. Viele Kinder sind heute sehr körperbewusst und finden es erstrebenswert, möglichst dünn zu sein. Schon für den Säugling ist Essen ein zentrales und überlebenswichtiges Bedürfnis – verunsicherte oder dominierende Mütter können darauf falsch reagieren. Während in den fünfziger Jahren das »Essen nach der Uhr« propagiert wurde, geht man inzwischen mehr auf die natürlichen und individuellen Bedürfnisse der Kinder ein.

Zunehmende Verbreitung bei Jugendlichen

Bereits in den ersten Lebensjahren sind manche Kinder übergewichtig bzw. extrem mager. Vor allem bei begabten und besonders ehrgeizigen Kindern zwischen 13 und 18 Jahren werden magersüchtige Symptome beobachtet. So belegt z. B. eine schwedische Studie aus dem Jahr 1995, dass bereits jedes sechste Mädchen und jeder siebte Junge versucht hat, abzunehmen, obwohl die untersuchte Zielgruppe insgesamt normalgewichtig war. Unter den befragten 14-jährigen Mädchen bestätigte schon jede zweite, eine Diät hinter sich zu haben. Der Körperkult und Schlankheitswahn der Erwachsenen scheint auch vor den Kindern nicht Halt zu machen. Man muss davon ausgehen, dass etwa 50 Prozent der Magersüchtigen später eine Bulimie entwickeln, die in der Regel erst nach der Ablösung vom Elternhaus auftritt.

Die psychiatrische Praxis verzeichnet heute immer mehr junge Patienten mit Essstörungen. Oft wird schon bei 10-Jährigen eine ausgeprägte Bulimie beobachtet. Auslöser sind meist akute Probleme, mit denen das Kind nicht fertig wird.

Gibt es ein Risikoalter für Essstörungen?

Magersucht und Bulimie können in drei verschiedenen Altersgruppen auftreten. Insgesamt sind 90 Prozent der Betroffenen junge Mädchen, die Tendenz nimmt allerdings auch bei Jungen zu. Nach Alter und Schweregrad der Erkrankung lassen sich die Altersgruppen etwa folgendermaßen einteilen:

- Die jüngste Gruppe fängt bereits mit Beginn der Pubertät im Alter von 9 bis 15 Jahren an, an Essstörungen zu leiden. Der weibliche Körper verändert sich sichtbarer als der von gleichaltrigen Jungen. Da ihr Körper vom anderen Geschlecht nun erhöhte Aufmerksamkeit erhält, beachten ihn die Mädchen auch stärker. Dabei können sich erste Versagensängste entwickeln. Das Essen kann zum Trost und zur Qual zugleich werden. Die Chancen für eine Heilung sind in diesem Alter relativ günstig, wenn frühzeitig eine Behandlung und psychologische Reifung der betroffenen Mädchen erfolgt.

- Die zweite Gruppe erkrankt erst nach der Pubertät, im Alter von 15 bis 20 Jahren. Die Symptome treten meist plötzlich auf und gehen mit einer Veränderung der bisherigen Alltags- und Essgewohnheiten einher. In manchen Fällen vermehren sich die Anzeichen, die auf eine Essstörung hindeuten, auch schrittweise. Die Erkrankung erhält dann einen zwanghaften Charakter, das Essverhalten wird auffällig und destruktiv, und den Betroffenen fällt es schwer, mit ihren Gewohnheiten zu brechen. Die Mädchen und jungen Frauen dieser Gruppe sind oft sehr krank und benötigen eine Behandlung, die sich über einen längeren Zeitraum hinzieht. Deshalb ist es wichtig, die jeweils richtige Therapieform zu finden.

- Die dritte Gruppe erkrankt erst nach dem 25. Lebensjahr. Bei diesen Frauen werden gewöhnlich Fehldiagnosen gestellt, weil die Symptome sich oft weniger dramatisch zeigen und sich zudem nur ganz allmählich einstellen. Nicht selten münden sie daher in eine chronische Erkrankung. Sie stellen eine erhebliche Beeinträchtigung für das Leben der Betroffenen und ihrer Angehörigen dar. Bei manchen Frauen kann Bulimie auch noch sehr viel später im Leben auftreten.

Bulimie bei Kindern

Bulimische Kinder gibt es in einer Gesellschaft, die bereits die Jugend unter Leistungsdruck setzt, immer häufiger. Viele Kinder erleben ihre Kindheit extrem verkürzt. Die Loslösung vom Elternhaus beginnt nicht selten mit der Unterbringung von Kleinkindern im Hort oder im Kindergarten. Das langsame Wachsen, Lernen und Sich-selbst-Bestätigen in der Geborgenheit des elterlichen Zuhauses ist häufig nicht mehr praktizierbar. Viele Eltern sind heute beruflich sehr stark engagiert und haben nur wenig Zeit für die Kinderbetreuung. Andere bemühen sich schon frühzeitig, ihre Sprößlinge auf die Anforderungen der Leistungsgesellschaft vorzubereiten, indem sie den kindlichen Terminplan mit Weiterbildungsmaßnahmen in Sport, Musik, Datenverarbeitung etc. vollpacken. Die kindlichen Bedürfnisse und Gefühle geraten dabei oft ins Hintertreffen.

Die Bedeutung der oralen Phase für das Essverhalten

Essen und Gefühle können bei Kindern besonders in den ersten Jahren fast synonym verstanden werden. So ist die Befriedigung seines Hungergefühls für den Säugling eine ebenso existenzielle Erfahrung wie körperliche Zuwendung. Essen ist für Kinder sehr viel stärker mit Gefühlen verbunden als für Erwachsene. Schon Kleinkinder erfahren, dass ihr Wohlbefinden vom Essen bzw. Nicht-Essen beeinflusst wird. Somit bedeutet Essen viel mehr als reine Nahrungsaufnahme. Besonders das Stillen sorgt für die Festigung des so genannten Urvertrauens zwischen Kind und Mutter. Es gibt dem Säugling ein Gefühl der absoluten Sicherheit und des Aufgehobenseins.

Gelingt es der Mutter nicht, die nötige Nähe zu ihrem Kind zu schaffen, so entstehen beim Säugling ein lebensbedrohliches Mangelgefühl und massive Ängste. Werden diese Erfahrungen im Lauf der Kindheit bestätigt, kann im fortgeschrittenen Alter ein Nachholbedarf entstehen – eine nahezu unersättliche Sehnsucht nach Wärme und Nähe, verbunden mit der Angst davor. Das Kind und später der Erwachsene versuchen sich selbst das zu geben, was sie von anderen brauchen.

»Es ist noch kein Kind am vollen Tisch verhungert« – dieses Sprichwort sollten sich alle Eltern zu Herzen nehmen und nicht gleich ein Drama daraus machen, wenn ihr Kind Phasen hat, in denen sein Appetit nicht so groß ist.

Esserziehung ist wichtig

Etwas anders liegt der Fall, wenn die Nahrung dieselbe Bedeutung erhält wie Zuwendung. Werden kindliche Signale des Hungers regelmäßig zu schnell oder ausschließlich mit Nahrungszufuhr beantwortet, so kann schon früh die Grundlage zur Verwechslung von oralen mit emotionalen Bedürfnissen gelegt werden. Einerseits kann dies der Fall sein, wenn Eltern verunsichert sind, ob ihr Kind genug isst, und es seinem Hungerbedürfnis entgegen »aufpäppeln«. Andererseits kann das Kind früh an Essen als Trost oder als Belohnung für gute Leistungen, als Pausenfüller bei Langeweile oder als Ersatz für die elterliche Aufmerksamkeit gewöhnt werden. Auch bestimmte Erziehungsmethoden wie der Zwang, den Teller auch gegen den Hunger leer zu essen, oder das Streichen einer Mahlzeit als Strafe vermitteln dem Kind eine falsche Wertigkeit der Nahrung: Das Essen wird zum Symbol von elterlicher Macht und Autorität.

In manchen Familien entbrennen um das Essen regelrechte Machtkämpfe, die es den Kindern später schwer machen, einen vernünftigen Umgang mit Nahrung zu entwickeln und die Signale ihres Körpers richtig zu deuten.

Kindesmisshandlung und -missbrauch

▶ Wenn es in einer Familie zu Kindesmisshandlungen kommt, sind die Kinder in ihrer Wehrlosigkeit traumatisiert. Zur Kompensation findet nicht selten eine gedankliche Trennung von Körper und Empfindungswelt statt. In der Therapie formulieren solche Kinder häufig, dass die Vergewaltigung an ihrem Körper stattgefunden hat, nicht aber an ihnen selbst. Die Trennung von geistigem und körperlichem Selbst wird auch durch das Gefühl ausgedrückt, dass sich beide Teile im Krieg miteinander befinden.

▶ Zwanghaftes Essen ist das Heilmittel für die Seele, auf das Kinder in solchen Fällen oft zurückgreifen. Durch das Essen nach dem sexuellen Missbrauch werden Gefühle des Ekels und der Scham überdeckt, und der Missbrauch wird ertragen. Entweder essen die Kinder so viel, dass ihnen davon schlecht wird, oder sie befördern das Essen durch selbst induziertes Erbrechen wieder nach außen. Mit einer Essstörung signalisiert ein Kind seiner Umwelt, dass es etwas mitteilen will, was es nicht anders ausdrücken kann.

Häufiger Auslöser – kindliches Übergewicht

Bulimische Kinder sind häufig übergewichtig. Gehänselt von Geschwistern und anderen Kindern, manchmal auch von einem Elternteil, wird ihr ohnehin nicht sehr stark ausgeprägtes Selbstvertrauen empfindlich geschädigt. Ältere Kinder nehmen oft das Verhalten ihrer Eltern an, um ihr Gewicht zu regulieren. So glauben sie die Symptome ihres desolaten Gefühlshaushalts und ihrer unausgesprochenen Bedürfnisse zu beseitigen – schließlich fühlen sie sich dick noch weniger liebenswert. Diäten sind oft der Einstieg in die Krankheit, und das selbst herbeigeführte Erbrechen ist nicht selten ein Geheimtipp, der auf dem Pausenhof gehandelt wird. Eine Verhaltensspirale wird auf diese Weise in Gang gesetzt. Die ersten Gewichtsabnahmen sind meistens von Lob, Anerkennung und Komplimenten begleitet. Das Kind oder auch der erwachsene Betroffene, auf den dieser Gedankengang gleichermaßen zutrifft, hat das Gefühl, etwas geleistet zu haben. Wenigstens einen Lebensbereich kann es kontrollieren, und es tut alles, um diesen Zustand beizubehalten.

Übergewichtige Kinder sind häufig schüchtern und ängstlich. Sie trauen sich nur wenig zu, weil ihr Selbstwertgefühl schwach ausgeprägt ist. Häufig macht ihr unsicheres Auftreten sie zur Zielscheibe für den Spott ihrer Umgebung.

Fallgeschichte Thomas, 8 Jahre

Thomas ist Einzelkind und lebt zusammen mit seiner Mutter, einer Hausfrau. Der Vater ist Kapitän bei der Handelsmarine und lediglich drei Monate im Jahr zu Hause. Thomas stammt aus der zweiten Ehe der Mutter, die nicht sehr glücklich ist. Die Mutter möchte sie jedoch um jeden Preis aufrechterhalten, da eine verheiratete Frau ihrer Meinung nach mehr wert ist als eine alleinstehende oder geschiedene. Aus der ersten Ehe gibt es zwei erwachsene Kinder, die jedoch in anderen Städten leben und für Thomas wie Onkel und Tante sind.

Thomas wächst sehr behütet auf. Er wird zwei Jahre lang gestillt, und seine Mutter versorgt ihn unentwegt mit seinen Lieblingsspeisen, vor allem mit Süßigkeiten. Ihr gefällt es, dass der kleine Junge so rundlich wird. Sie steckt ihn bis zu seinem vierten Lebensjahr auch gern in Mädchenkleider. Da sein Vater den Großteil des Jahres nicht anwesend ist, schläft Thomas auch im Ehebett, damit – wie die Mutter betont –

»beide nicht so alleine sind«. Thomas geht nicht in den Kindergarten. Den Schulbeginn erlebt er als einen Schock. Unter der Obhut der Mutter aufgewachsen, empfindet er die Gleichaltrigen als Bedrohung. Der schüchterne, etwas pummelige Junge wird von ihnen gequält. Je passiver er sich verhält, desto mehr fühlen sich seine Mitschüler zu neuen Untaten provoziert. Wenn Thomas allein ist, beginnt er zu essen. Er legt geheime Lebensmittelvorräte in seinem Kinderzimmer an. Nachts schleicht er sich dorthin und stopft sich voll, bis ihm schlecht wird. Als Thomas morgens während des Unterrichts mehrmals einschläft und der Klassenlehrer ihn zur Rede stellt, berichtet er ihm von seinen Fressanfällen. Der Lehrer verweist die Mutter an einen Kinderpsychologen, der zusätzlich eine Familientherapie empfiehlt.

Auch in Bezug auf das Essverhalten dienen Eltern ihren Kindern als Vorbild. Wenn die gemeinsamen Mahlzeiten genossen werden, lernt das Kind ein anderes Essverhalten, als wenn die Nahrungsaufnahme nur der Sättigung dient.

Thomas muss die emotionalen Bedürfnisse seiner Mutter erfüllen, während er selbst mit Nahrung und vor allem mit Süßigkeiten »abgespeist« wird. Er muss seine Mutter aufwerten und sie in ihrem Alleinsein trösten. Wie wenig die Mutter auf ihr Kind eingeht zeigt sich z. B. daran, dass sie ihn weiblich kleidet. Da Thomas von der Mutter abhängig ist, kann er seine eigenen Aggressionen nicht positiv entwickeln. Dies wäre aber nötig, um sich mit den anderen Kindern erfolgreich auseinander zu setzen. Er ist es inzwischen gewohnt, Frustrationen zu schlucken und sich zum Ausgleich vollzustopfen.

Vorbeugende Maßnahmen im Elternhaus

- Nehmen Sie Ihr Kind ohne Einschränkung so an, wie es ist.
- Offen geführte, konstruktive Gespräche sind sehr viel wichtiger für Ihr Kind als Essen.
- Essen soll nicht die Funktion von Trösten, Beruhigen und Ablenken haben, sondern ein gemeinsames Erlebnis sein.
- Süßigkeiten sind eine denkbar schlechte Belohnung.
- Enthalten Sie sich jeden Kommentars über das Gewicht oder die Figur Ihres Kindes.
- Essen darf keine Machtspiel zwischen Eltern und Kind sein. Zeigen Sie sich dem Essverhalten Ihres Kindes gegenüber gelassen. Jedes Kind isst, wenn es Hunger hat.
- Ihr eigenes Essverhalten ist das beste Vorbild für Ihr Kind.

Bulimie als Spiegel des Rollenwandels

Statistisch gesehen handelt es sich bei den meisten bulimischen Patienten um Mädchen und Frauen. 90 bis 95 Prozent sind weiblich, durchschnittlich 23,5 Jahre alt, unverheiratet (71,4 Prozent) und gehören einer gehobenen sozialen Schicht an (77,1 Prozent). Sie befinden sich in der Ausbildung oder besuchen die Schule (57,1 Prozent). Die Herkunft aus einer gehobenen sozialen Schicht wird heute allerdings infrage gestellt, da es sich bei den erfassten Betroffenen nur um solche Personen handelte, die die Möglichkeit hatten, sich in Behandlung zu begeben. Viele Fälle werden aber überhaupt nicht bekannt, obwohl die Betroffenen 15 Jahre und länger unter ihrer Krankheit leiden. Eine wichtige Voraussetzung für die Entstehung von Bulimie ist zudem, dass Nahrungsmittel jederzeit in großen Mengen innerhalb der Familie verfügbar sind. Eine andere, weniger konkrete Prämisse ist, dass Leistung und Erfolg in der familiären Wertehierarchie einen sehr hohen Rang einnehmen.

Zwischen Selbstständigkeit und Abhängigkeit

Auch in der Risikogruppe der Jungen und jungen Männer im Alter von 10 bis 25 Jahren haben Essstörungen in den letzten Jahren stark zugenommen. Die Dunkelziffer liegt wesentlich höher als bei den Frauen, da Männer noch stärker dazu neigen, eine Krankheit oder eine Sucht zu verheimlichen, die in ihren Augen eine Charakterschwäche und ein persönliches Versagen darstellt.

Grundsätzlich ist die Bulimie jedoch eine ausgesprochen weibliche Krankheit, da sie mit inneren Konflikten zusammenhängt, die – erziehungsbedingt – vor allem Frauen und Mädchen betreffen. Dazu gehören etwa die unvereinbaren Bedürfnisse nach Selbstbestimmung und nach Sicherheit. Das Hin- und Hergerissensein zwischen verschiedenen Frauenrollen, das die Müttergeneration in dieser Form kaum kannte, trägt zur Verschärfung des seelischen Dilemmas vieler junger ehrgeiziger Frauen bei. Frauen gehen heute bei entsprechender Ausbildung ebenso selbstständig und eigenverantwortlich eine berufliche

Die steigende Zahl männlicher Bulimiker ist ein Zeichen dafür, dass sich die Ansprüche an beide Geschlechter immer mehr angleichen. Auch viele Männer sind in ihrem Selbstbewusstsein verunsichert und suchen nach einer Identität.

Karriere an wie Männer, und sie stehen unter demselben Leistungsdruck. Gleichzeitig versuchen sie jedoch auch ihrer Weiblichkeit und dem Klischee der gefühlvollen und eher nachgiebigen Frau gerecht zu werden, die zudem die männliche Vorstellung von Attraktivität erfüllt. Dieser Rollenzwiespalt, ebenfalls eine Erscheinung unserer Zeit, ist typisch für die meisten Bulimikerinnen.

Bulimische Männer gehen mit ihrer Essstörung anders um als Frauen: Sie sind noch weniger in der Lage, sich ihre Krankheit einzugestehen und Hilfe zu suchen, weil das in ihren Augen dem Eingeständnis von Schwäche gleich kommt.

Männer und Bulimie

Doch auch bei Männern haben sich die Rollenerwartungen verschoben. Einerseits sollen sie stark und erfolgreich sein, mit beiden Beinen im Leben stehen und dabei noch blendend aussehen. Andererseits haben sich eine bisher weiblich besetzte Körperorientiertheit und bestimmte weibliche Bewusstseinsformen durchgesetzt. Hinzu kommen häufig unverarbeitete Vater-Sohn-Konflikte. Durch die Essstörung wendet sich der Sohn körperlich vom autoritären Vorbild des Vaters ab und klagt gleichzeitig Liebe ein. Häufig fehlt auch die männliche Identifikationsfigur im Leben des Kindes.

Schlank für die berufliche Karriere

War die Bulimie bisher ein fragwürdiges Privileg Homosexueller mit einem ausgeprägten Bewusstsein für das männlich asketische Schönheitsideal, so betrifft sie inzwischen auch mehr und mehr Heterosexuelle. Jeder zehnte Mann ist heute essgestört.
Ein Grund dafür ist, dass beruflicher Erfolg oft auch am Aussehen gemessen wird. Schlanke Menschen gelten als dynamisch und entscheidungsfreudig, beleibte hingegen eher als entscheidungsschwach und träge. Reagierten Männer, die aus ähnlichen sozialen Verhältnissen stammen wie Bulimikerinnen, auf seelische Spannungen bisher mit Arbeitswut, Alkoholismus oder übertriebener sportlicher Betätigung, so wählen heute viele die »brave« Droge Essen. Sie ist unauffällig, überall erhältlich und lässt sich hervorragend mit anderen Süchten koppeln – was bei Männern relativ häufig der Fall ist.

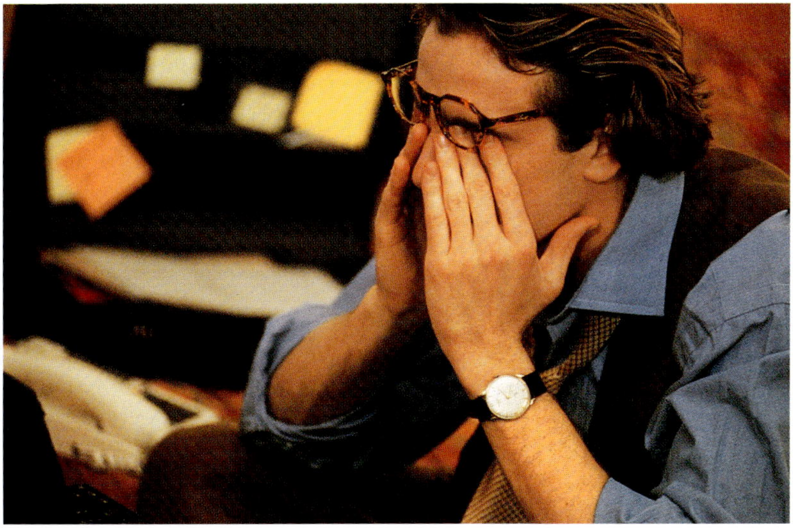

Essstörungen bei Männern sind eine Reaktion auf den zunehmenden Leistungsdruck in Beruf und Gesellschaft. Auch der Rollenwandel ist ein Faktor, der das Essverhalten beeinflussen kann.

Essen gegen die innere Leere

Das durchschnittliche Einstiegsalter männlicher Bulimiker liegt bei 22 Jahren. Sie sind überdurchschnittlich gebildet, schlank, gepflegt und wirken sehr selbstbewusst. Sie gehen meist renommierten Berufen nach und sind Singles. In Partnerbeziehungen zeigen sie sich häufig sexuell unsicher. Ihre unregelmäßigen Mahlzeiten bestehen meist aus minderwertigen Lebensmitteln. Die Funktion des Essens besteht für sie darin, den Magen zu füllen oder als Stressregulator herzuhalten. Allein zu kochen und mit Lust zu essen ist vielen dieser Männer fremd. Als Kinder und in der Pubertät waren sie oft übergewichtig und daran gewöhnt, Essen gegen Langeweile oder Niedergeschlagenheit einzusetzen – eine Tatsache, der man im Elternhaus mit Diäten begegnete. Das selbst herbeigeführte Erbrechen war eine Folgeerscheinung und diente dazu, das Gewicht schnellstmöglich wieder zu reduzieren.
Bei vielen Männern wird die Bulimie im Lauf einer Therapie entdeckt, die sie wegen anderer seelischer Probleme begonnen haben. Noch stärker als Frauen empfinden Männer diese Krankheit als persönliche Schwäche, die sie selbst dann noch zu verheimlichen versuchen, wenn ihnen gesundheitliche Schäden drohen.

Männer erkranken meist etwas später an Bulimie als Frauen. Sie verwenden auch nur selten Abführ- oder Entwässerungsmittel und Appetitzügler. Statt dessen leiden sie häufig gleichzeitig an Alkohol-, Spiel- oder Arbeitssucht.

Fallgeschichte Hubertus, 30 Jahre

In den Familien von Essgestörten kommt es häufig vor, dass die Mutter sich mit den Kindern gegen den Vater oder der Vater sich mit den Kindern gegen die Mutter verbündet, so dass die Familie uneins und gespalten ist.

Hubertus wiegt zu Beginn der Therapie 63 Kilogramm bei 1,80 Meter Größe. Er ist ein Einzelkind. Die Eltern haben spät geheiratet und sind beide Ende 30, als ihr Wunschkind geboren wird. Die Mutter gibt ihren Beruf als Rechtsanwaltsgehilfin auf und widmet sich ganz ihrem Sohn. Der Vater ist ein hoher Offizier bei der Bundeswehr.

Als Vierjähriger wird Hubertus im Sportverein angemeldet, obwohl er jedesmal ein großes Protestgeschrei ausstößt, wenn seine Mutter ihn abliefert. Viel lieber bleibt er daheim und beschäftigt sich mit seinen Malstiften. Der Vater betont immer wieder, dass aus seinem Sohn ein »ganzer Kerl« werden soll. Als Hubertus in die Schule kommt und dort nicht die Leistung erbringt, die sein Vater von ihm erwartet, geraten die Eltern immer öfter in Streit miteinander.

Die Mutter stellt sich dabei vor ihren Sohn und wird von ihrem Mann beschuldigt, einen Versager großzuziehen. Hubertus ist während seiner ganzen Kindheit sehr rundlich und liebt Süßigkeiten, die ihm seine Mutter oft nach Streitereien mit dem Vater zusteckt, um ihn zu trösten. Das Übergewicht des Sohns ruft wiederum das Missfallen des Vaters hervor, der seinen Sohn wegen seiner dicklichen Figur zu igno-

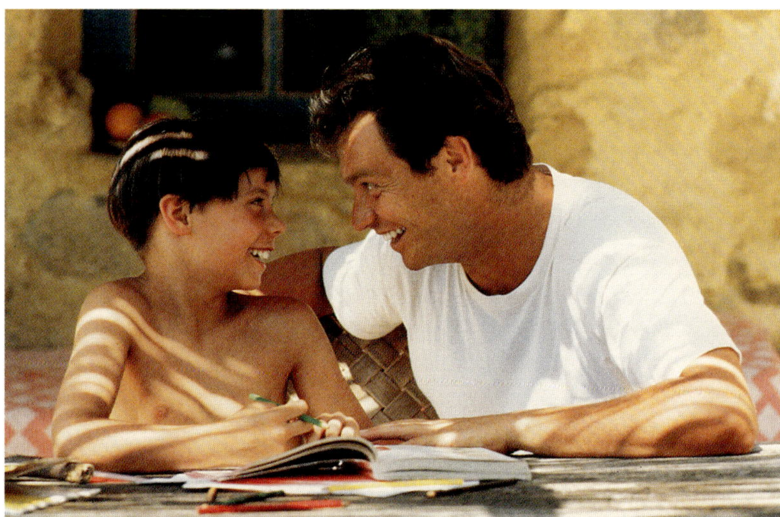

Das Fehlen einer männlichen Identifikationsfigur kann bei Jugendlichen die Entwicklung einer Essstörung begünstigen. Deshalb ist es sehr wichtig, dass auch der Vater seinem Kind genügend Liebe und Aufmerksamkeit schenkt.

rieren beginnt. Die Mutter, die sehr auf ihre Figur achtet, setzt den Jungen daraufhin immer wieder auf Diät und schickt ihn in einen Schwimmverein, um sein Gewicht zu regulieren. Hubertus lebt in einer Ambivalenz der Gefühle. Einerseits bewundert er seinen Vater, der ein guter Sportler ist und in seinem Beruf Karriere gemacht hat, andererseits lehnt er ihn aufgrund seiner autoritären Haltung ab.
Nach dem Abitur beginnt Hubertus eine Ausbildung an einer Fotoschule. Er wird nicht zur Bundeswehr einberufen, weil er stark an Neurodermitis und chronischen Rückenschmerzen leidet. Wieder gibt es Streit mit dem Vater, der den Traumberuf seines Sohnes als »brotlose Kunst« abqualifiziert. Hubertus meldet sich in einem Fitnessstudio an – vordergründig, um seinen Rücken zu stärken. Er trainiert täglich und kontrolliert zwanghaft sein Gewicht auf der Waage; die ersten bulimischen Symptome setzen ein. Nach Schulschluss sucht er verschiedene Imbissbuden auf und verschlingt Unmengen von Junkfood; auf dem Heimweg erbricht er sich in U-Bahn-Toiletten. Von seiner Umgebung beginnt er sich immer mehr abzukapseln.

Viele Eltern verschließen aus Schuldgefühlen und Scham heraus die Augen, wenn ihr Kind durch eine Essstörung signalisiert, dass es Hilfe braucht. Das Verdrängen dieses Problems ist jedoch mit einem hohen Risiko verbunden.

Auflehnung gegen einen autoritären Vater

Hubertus wird ein erfolgreicher Werbefotograf und ist viel im Ausland unterwegs. Die Agenturen reißen sich um ihn. Privat bleibt er allein – aufgrund seines Berufs, wie er sagt, und wegen seiner Krankheit. Bei einem Foto-Shooting erkrankt er schwer an einem Virus. Hubertus ist körperlich und seelisch am Ende. Schließlich offenbart er sich einem Arzt, der einen schweren Nierenschaden feststellt und ihn an einen Psychotherapeuten verweist.
Hubertus Wünsche werden in seiner Kindheit von den Eltern übergangen. Statt eigenen Talenten folgen zu dürfen, soll er dem Wunschbild seines Vaters entsprechen. Dessen Erwartungen kann Hubertus jedoch nicht erfüllen. Von der Mutter bekommt er in dieser Situation wenig Unterstützung. Nach Streitereien mit dem Vater tröstet sie Hubertus mit Süßigkeiten, statt sich mit dem Vater auseinander zu setzen. Die zwiespältigen Gefühle gegenüber den Eltern überträgt Hubertus später auf sein Essverhalten und seine Beziehungen.

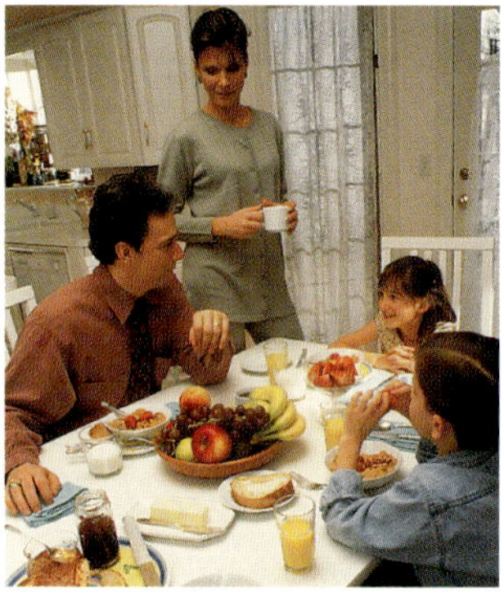

Die Familien von Bulimikern sind oft wahre »Bilderbuchfamilien«. Leistungsdenken, Sparsamkeit und Ordnung prägen ihren Lebensstil.

Bei den Familien von Essgestörten ist häufig ein übertriebenes Festhalten an materiellen Werten zu beobachten, verbunden mit der Unfähigkeit, ein gegenseitiges Vertrauen und emotionale Nähe zueinander herzustellen.

Gibt es eine »bulimische« Familie?

Wer die Ursachen für die Entstehung einer Bulimie näher untersucht, findet neben gesellschaftlichen Faktoren auch bestimmte Persönlichkeitsmerkmale, die eine Essstörung begünstigen. Man geht davon aus, dass Menschen mit einer bestimmten Persönlichkeitsstruktur und einer bestimmten Gemütsverfassung besonders häufig an Bulimie erkranken. Die Ess- und Brechsucht ist eine Möglichkeit des Umgangs mit Gefühlen und Unsicherheiten. Eine Persönlichkeit, die anfällig für Essstörungen ist, entwickelt sich immer in einer speziellen Familienkonstellation und in einem bestimmten sozialen Umfeld. Hinzu kommen selbstverständlich noch andere äußere Faktoren wie der Verlauf der Pubertät und Einflüsse aus dem Freundeskreis. Dieses Kapitel geht den folgenden Fragen nach:

- Wie ist die Persönlichkeit eines erwachsenen Bulimikers beschaffen?
- Welche Familienkonstellationen und -muster fördern die Entstehung von Ess- und Brechsucht?

Auf der Suche nach Identität

Die Ursachen für die Entwicklung einer Bulimie sind so vielfältig, dass sie im begrenzten Rahmen dieses Ratgebers sicher nicht erschöpfend behandelt werden können. Zwangsläufig müssen einige Themen daher sehr allgemein dargestellt werden.

In erster Linie handelt es sich bei der Bulimie um eine seelische Störung, die ihre Wirkung auf den Körper ausdehnt. Die Betroffenen verleihen mit der Krankheit einer schwer wiegenden Identitätskrise Ausdruck. Einerseits ist da die Suche nach Lebendigkeit – im Gegensatz zur Magersucht, die diese verneint –, andererseits das Hin- und Hergerissensein zwischen Verweigerung und Überanpassung an die zugeschriebene Geschlechterrolle. Bei Bulimikern handelt es sich meist um besonders attraktive Frauen und Männer, die ihren Geschlechterrollen äußerlich vollends zu entsprechen scheinen. Sie identifizieren sich vor allem über ihre Außenwelt. Sie sind stark von den Erwartungen anderer geprägt und haben gelernt, das zu tun, was Eltern und Gesellschaft von ihnen erwarten. Sie funktionieren wie eine gut geölte Maschine, zeigen ihre »gute«, disziplinierte Seite und halten ihre »schlechte«, maßlose sorgsam versteckt. Das Leben für die anderen darf in der bulimischen Attacke kurz zusammenbrechen. Dem Wunsch nach einem eigenen Leben wird nachgegeben, er wird im Anschluss aber sofort wieder unterdrückt.

Familien, aus denen Bulimiker hervorgehen, sind häufig überangepasst. Sie haben nur wenig Kontakt zur Außenwelt, die Eltern haben einige Bekannte, aber nur selten Freunde. Die Freizeit der Kinder ist bis ins letzte verplant, und Termine werden sklavisch eingehalten.

Askese, Gier und das »große Kotzen«

Die zwei Triebfedern der Askese und der Gier scheinen bei einem Bulimiker in ständigem Kampf miteinander zu liegen. Auf der einen Seite ist da der Respekt vor Leistung und Disziplin und die Hoffnung, dass das wahre Leben beginnt, wenn genügend gehungert und geleistet wurde. Auf der anderen Seite lehnt sich der Bulimiker durch wahlloses Hinunterschlingen von Lebensmitteln gegen das Maßvolle und damit auch gegen das Klischee des typischen Frauen- oder Männerbilds und dessen Unterwerfung unter Schlankheitsnormen auf. Im Hintergrund steht auch hier die Hoffnung auf ein neues und besseres Leben – wenn alles aufgegessen ist. Wie das zukünftige Leben aussehen soll, wissen die Betroffenen dabei gar nicht so genau. Sicher ist nur, dass das Leben im Ist-Zustand als »zum Kotzen« empfunden wird. Im Erbrechen lehnt man nicht nur die Nahrung – das Symbol des Lebendigen schlechthin – ab, sondern auch sich selbst.

Da Aggressionen bei Bulimikern aus Angst vor Ablehnung oft aus dem alltäglichen Empfinden verbannt werden, kompensieren sie diese Gefühle in einem Akt der Gewalttätigkeit gegen sich selbst durch selbst herbeigeführtes Erbrechen. Viele Bulimiker stecken sich, um erbrechen zu können, den Finger oder einen Gegenstand in den Rachen. Manche haben es sich angewöhnt, »auf Befehl« erbrechen zu können, und benötigen dazu keine Hilfsmittel mehr.

Selbstbehauptung wird früh erlernt

Essstörungen entwickeln sich oft in Familien, in denen das Essen einen höheren Stellenwert hat, als es der Norm entspricht. Dick- oder Schlanksein ist nicht selten ein wichtiges Beurteilungskriterium für die eigene Person und für andere.

Entwicklungsphysiologisch gesehen hängt Essen und Essverhalten stark mit der Mutter-Kind-Beziehung und der oralen Phase (siehe Seite 31) zusammen. Während dieser Phase lernt ein Kind sowohl Lustgefühle als auch Versagensängste kennen. Verläuft sie gesund, kann das Kind und später der Erwachsene eigene Grenzen wahrnehmen und annehmen. Der Grundstein für die Entwicklung von Selbstbewusstsein und Selbstbehauptung, für die Verfolgung eigener Bedürfnisse und die Autonomie eines Menschen ist gelegt. Wenn sich das Kind im Verlauf der oralen Phase seiner eigenen Bedürfnisse nicht sicher sein kann und Essen als wenig lustvoll empfindet oder früh Versagungen kennen lernen muss, so kann dies die spätere Entwicklung einer Essstörung bedeuten. Doch es wäre falsch, eine Bulimie allein an kindheitsgebundenen Erfahrungen festzumachen. Hinzu kommt eine Gesamtheit an Erlebtem und Erlerntem. Darüber hinaus spielen gesellschaftliche Faktoren zusammen mit einer persönlichen Disposition eine entscheidende Rolle.

Sicher ist, dass eine Bulimie letztendlich nichts anderes als eine Identitätskrise der Betroffenen bedeutet, und dass bei allen Betroffenen die Bewusstheit auf den Ebenen des Fühlens, Denkens und Handelns herabgesetzt ist. Manchmal stellt eine Essstörung die einzig verbleibende Möglichkeit dar, um in einer überfordernden Lebenssituation die eigene Identität zu wahren.

Persönlichkeitsmerkmale von Bulimikern

- Starkes Kontrollbedürfnis
- Erkenntnismäßige Unfähigkeit, sich wechselnden Bedingungen schnell anzupassen
- Polaritätsdenken zwischen »erlaubt« und »verboten«, »gut« und »schlecht«
- Schwierigkeiten mit tiefer gehenden Beziehungen
- Eine intensive Abneigung gegen den eigenen Körper
- Durch unablässiges Denken an Essen eingeschränkte Wahrnehmung alltäglicher Dinge

Familiäre Hintergründe und Themen

Bei der Betrachtung »bulimischer« Familien fallen einige Gemeinsamkeiten auf. Untersuchungen der American Psychiatric Association haben ergeben, dass 58,8 Prozent der Verwandten ersten Grades von Bulimikern Gewichtsprobleme hatten und 29,4 Prozent – meist wegen einer depressiven Störung – in psychiatrischer Behandlung waren. Nicht selten hat sich ein Bulimiker selbst vor einer Therapie seiner Essstörung schon einmal um eine psychologische oder psychiatrische Behandlung bemüht.

Das Aussehen, das Selbstgefühl und Depressionen sind Themen, die sich durch das Leben vieler Familienmitglieder von Bulimikern ziehen. Bemerkenswert ist weiterhin, dass die Angehörigen von Bulimikern gegenüber Unruhe von außen, Verwirrungen und Veränderungen oft wenig tolerant reagieren und Probleme und Gefühle auf materialistische Art zu lösen versuchen.

Im Umfeld von Bulimikern fehlt es häufig an emotionaler Spontaneität. Gefühle werden gar nicht oder nur in gedämpfter Form zum Ausdruck gebracht, und selbst Freude wird allenfalls angedeutet. Man scheut jede offene Aussprache oder gar Auseinandersetzung.

Geordnete Verhältnisse?

Was die Familienstruktur anbelangt, so präsentiert sie sich nach außen hin häufig intakt mit traditioneller Rollenverteilung. Die Väter gehen gewöhnlich einer gehobenen Tätigkeit nach. Sie sind sehr mit ihrer Karriere beschäftigt, überlassen die Erziehung größtenteils ihren Frauen und befassen sich nur selten mit den Kindern. In diesen Familien werden die Kinder oft einem erheblichen Leistungsdruck ausgesetzt, weil ihre Eltern alles daran setzen, den herrschenden gesellschaftlichen Normen zu entsprechen.

Die Aufgabe der Mütter besteht darin, den Haushalt zu organisieren und sich um die Kinder zu kümmern. Viele von ihnen sind versiert im Umgang mit Diäten und kennen den Kaloriengehalt sämtlicher Nahrungsmittel. Schlankheit ist ein Wert an sich, den es unter allen Umständen hochzuhalten gilt. Zudem steigert ein straffer, durchtrainierter Körper die Selbstachtung, während Übergewicht ein Gefühl der Wertlosigkeit erzeugt. Ebenso wie die betonte Körperlichkeit befriedigen materielle Dinge die Bedürfnisse in »bulimischen« Familien.

Typologie »bulimischer« Eltern

Die Eltern von Bulimikern sind in der Regel ehrgeizig und erwarten von ihren Kindern ein hohes Leistungsniveau in Schule und Sport. Alle Familienmitglieder unterliegen dem Anspruch, möglichst perfekt zu sein, volle Leistung in ihrem Aufgabenbereich zu erbringen und keine Schwächen zu zeigen. Kompromisse werden selten gemacht, es gibt feste Regeln und eindeutige Lösungen.

Je kontrollierter sich alle verhalten, desto weniger Angst müssen die Eltern haben, dass ihr Kind später versagt oder den hohen Anforderungen, die die Gesellschaft an es stellt, nicht gewachsen ist. Viele Eltern von essgestörten Kindern grenzen sich nach außen ab und bleiben unter sich, um die Fassade der heilen Welt zu wahren. So sehr sich die Familienmitglieder untereinander nahe sind, so sehr werden die Grenzen nach außen aufrechterhalten.

Oft wird den Kindern wenig zugetraut, weshalb die Eltern dazu neigen, sie überzubehüten und überzubetreuen. Obwohl bulimische Kinder oft viel erreichen, schenkt ihnen dies wenig Befriedigung. Sie haben oft das Gefühl, dass sie einem Vergleich mit ihren Geschwistern nicht standhalten können. Da sie zudem immer bemüht sind, sich bestimmten Erwartungen anzupassen, fällt es ihnen sehr schwer, Individualität zu entwickeln.

In den Familien von Essgestörten herrschen oft noch die althergebrachten Rollenklischees: Geld zu verdienen ist Sache des Mannes, und für die Erziehung der Kinder ist die Frau verantwortlich. Die Bedürfnisse des Einzelnen spielen dabei keine Rolle.

Häufig wiederkehrende Verhaltensmuster

Zusammenfassend kann man folgende Ähnlichkeiten in den Familien von bulimischen Patienten feststellen:

- Die mangelnde Bereitschaft, Konflikte zu lösen
- Einmischung in viele Lebensbereiche der Betroffenen
- Überbehütetsein und Strenge
- Fehlende Grenzen innerhalb der Familie, starre Grenzen nach außen

Eine bulimische Familie ist wie die Bulimie selbst von verschiedenen Widersprüchlichkeiten und Polaritäten gekennzeichnet: zu viel oder zu wenig, alles oder nichts, Gutes oder Böses, Erlaubtes oder Verbotenes usw. Sie wird zum Schrittmacher der Erkrankung.

Fallgeschichte Susanne, 27 Jahre, Hausfrau und Mutter

Susanne ist die mittlere von drei Schwestern. Die älteste Schwester wurde von der Mutter, die sich durch die Arbeit mit den drei Mädchen oft überfordert fühlte, mit allen Autoritäten ausgestattet. Susanne erhob sie zu ihrem großen Vorbild. Als Kind und Pubertierende war Susanne im Gegensatz zu beiden Schwestern immer etwas pummelig und wurde gehänselt. Trotzdem war es das wichtigste Anliegen ihrer Mutter, dass die Kinder ihre Teller leer aßen. Zusätzlich Süßigkeiten in großen Mengen zu essen, begann Susanne, nachdem ihr Vater sich abfällig über ihre Figur geäußert hatte. Der Vater betrachtete seine drei Kinder als große Last und betonte immer wieder, dass sein Leben an ihm vorübergehe und er alles für seine Familie opfern müsse. Die Mutter schwieg und spornte ihre Töchter zu größeren Leistungen an, um beim Vater liebevollere Gefühle hervorzurufen.

Susanne machte ein sehr gutes Abitur, wurde jedoch im selben Jahr von einem Schulfreund schwanger. Unter dem Druck der Eltern heirateten beide. Ein halbes Jahr nach der Geburt ihres Sohns begann Susanne mit strengen Diäten und exzessivem Fitnesstraining. In der Folge stellten sich bulimische Symptome ein, die sich nur schwer vor

Bulimiker und ihre Geschwister sind sich häufig fremd und wissen nicht viel voneinander. Ihre Beziehungen zueinander laufen weitgehend über die Mutter ab. Selten fühlen sie sich solidarisch oder verbünden sich sogar gegen die Eltern.

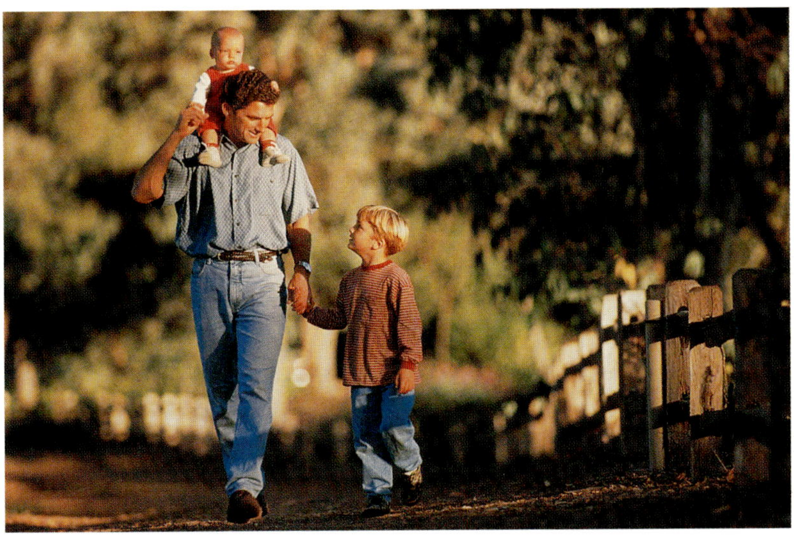

In »bulimischen« Familien ist das Verhältnis der Geschwister zueinander oft von Konkurrenz und Rivalität geprägt. Eltern können solchen Tendenzen gegensteuern, indem sie keines ihrer Kinder offen bevorzugen.

ihrem Mann verbergen ließen. Dieser trug die Krankheit einige Jahre lang mit, weil er stolz auf seine schlanke und attraktive Frau war. Erst als Susanne körperlich und seelisch zusammenbrach, entschlossen sie sich zu einer Partnertherapie.

Das verantwortungsbewusste Kind

Kinder haben meist den Eindruck, mit dem intelligentesten oder dem sportlichsten in der Familie, sei dies nun ein Elternteil oder eines der Geschwister, nicht konkurrieren zu können. Deshalb neigen sie dazu, sich in anderer Hinsicht zu überfordern. Sie übernehmen eine ganze Reihe von Verantwortlichkeiten, die eigentlich in den elterlichen Bereich fallen. Für die Kinder ist dies der einzige Weg, um die Anerkennung zu bekommen, nach der sie so hungrig sind. Obwohl die Verantwortlichkeiten und Rollen, die dem Kind auferlegt werden, es fast erdrücken, hält es starr daran fest – im Bewusstsein, über diese Verantwortungsbereiche nur wenig Kontrolle zu haben. Oft werden die Kinder trotz ihres jugendlichen Alters auch von einem Elternteil in dessen Probleme einbezogen. Sie machen sich dann Sorgen um Dinge, über die sie keine Kontrolle haben.

Viele Bulimiker fühlen sich für alles und jedes verantwortlich. Sie glauben, für das Glück ihrer Eltern, für das Benehmen ihrer Geschwister und für den Frieden in der Familie zuständig zu sein. Sie bürden sich Aufgaben auf, die sie völlig überfordern.

Das »brave« Kind

Eine andere Rolle, die das Kind in der Familie übernehmen kann, ist die des »braven« Kindes. Sie unterscheidet sich von der des verantwortungsbewussten Kindes dadurch, dass sie keine elterlichen Verantwortlichkeiten beinhaltet. Die Belastung besteht vor allem darin, dass das Kind das Gefühl hat, es dürfe nie klagen, um etwas bitten, etwas einfordern und negativ auffallen. Wenn beispielsweise ein Geschwisterteil den Eltern Probleme bereitet, versucht das »brave« Kind, diese Störung des Familienfriedens zu kompensieren, indem es sich selbst so perfekt wie möglich verhält. Die Eltern freuen sich über ihr pflegeleichtes Kind, das sich so wohltuend von dem problematischen Geschwisterteil abhebt. Nur hat das brave Kind große Probleme damit, Grenzsetzungen und Frustrationen zu ertragen. Es tut, was von ihm erwartet wird und ist angepasst. Entsprechend schwer fallen ihm die Ablösung vom Elternhaus und die damit einhergehenden Auseinandersetzungen. Auffällig wird dies in der Pubertät, wenn das »brave« Kind bei seinen Eltern keine Reibungsfläche findet. Väter und Mütter, die immer nur das Beste für ihr Kind wollen, hindern es oft daran, selbstständig zu werden. Bulimie ist die versteckte Kriegserklärung an eine Familie, in der sich nicht offen auseinandergesetzt wird.

Entstehungsgeschichte einer Bulimie

Wenn man die Krankheitsgeschichten von Bulimikern betrachtet, zeigt sich ein Grundmuster, das zum Ausbruch der Krankheit führen kann:

▶ Die Betroffenen haben das Gefühl, überflüssig und wertlos zu sein. Ihre Handlungen sind ohne Ausnahme auf andere Menschen ausgerichtet, nicht auf sie selbst.

▶ Sie haben den Eindruck, keine eigenständige Persönlichkeit zu sein. Viele Bulimiker glauben, dass andere ihnen keinen Respekt zollen, und haben Versagensängste.

▶ Die Körperwahrnehmung ist verzerrt. Bulimiker nehmen ihren Hunger kaum wahr und können ihn nicht kontrollieren.

▶ Kindliches Denken und Handeln werden beibehalten.

▶ Bulimiker sind unvorbereitet auf neue Erfahrungen und haben Angst, sich ihnen zu stellen.

▶ Aufgrund bestimmter negativer Ereignisse in ihrem Leben – z. B. aufgrund ständiger Hänseleien wegen ihres zu hohen Körpergewichts – entschließen sich die Betroffenen zu einer Diät und hungern sich einige Pfunde herunter.

▶ Bulimiker haben verstärkt Lust auf bestimmte Nahrungsmittel, besonders auf fettreiche Speisen und Süßigkeiten.

▶ Sie verlieren zunehmend an Lebensfreude, werden depressiv und gefühlsmäßig labil.

▶ Sie fühlen sich nicht mehr in der Lage, die aufgenommene Nahrungsmenge zu kontrollieren, und müssen hart daran arbeiten, ihre Selbstdisziplin angesichts bestimmter Lebensmittel aufrechtzuerhalten.

▶ Die letzte Konsequenz sind Fressanfälle, bei denen die Betroffenen alles im Kühlschrank Greifbare in sich hineinstopfen.

Viele der später Essgestörten glauben, dass sie sich die Liebe ihrer Angehörigen und Freunde erst verdienen müssen. Sie versuchen, mit überdurchschnittlichen Leistungen, perfektem »Funktionieren« und guten Manieren Zuneigung zu erkaufen.

Fallgeschichte Anna, 27 Jahre, Model

Anna ist beim ersten Besuch der Therapie 52 Kilogramm schwer, bei einer Körpergröße von 1,80 Meter. Anna ist Einzelkind. Die Ehe ihrer Eltern wurde geschieden, als sie drei Jahre alt war. Der Vater war beruflich sehr engagiert. Der Kontakt zu seiner Tochter löste sich im Lauf ihrer Kindheit und Jugend immer mehr. Das Verhältnis blieb oberflächlich, zumal er bald eine neue Familie gründete.
Annas Mutter ging keine neue feste Bindung ein, sondern widmete sich hauptsächlich der Geschäftsführung ihres Unternehmens. Anna empfand ihre Mutter immer als sehr attraktiv, diszipliniert und erfolgreich und verehrte sie sehr. Sie erhob sie in allen Belangen zu ihrem Vorbild. Dafür führte Annas Mutter ihre Tochter schon früh in die Erwachsenenwelt ein. Anna war als Kind sehr altklug, eine gute Schülerin und begabte Balletttänzerin. Das Thema »Gewicht« spielte bei diesem Sport schon früh eine wichtige Rolle.

Bulimiker wissen oft nicht, wer sie selbst sind. Sie haben sich so sehr den Erwartungen anderer angepasst, dass sie das Gespür für sich selbst verloren haben. Um sich Anerkennung zu verschaffen, drängen sie ihre eigenen Ängste und Gefühle weit zurück.

Anpassung an eine dominante Mutter

Essen erlebte das Kind vor allem als gesellschaftlichen Anlass, zu dem Geschäftsfreunde geladen wurden und man mehr sprach als aß. Ansonsten aß Anna meist allein oder im Fastfoodrestaurant. Annas Mutter achtete sehr auf die Figur ihrer Tochter und ermunterte sie zum Abnehmen, wenn sie ihrer Meinung nach zu viel wog. Mit Fasten und Diäten war Anna seit Beginn ihrer Pubertät bestens vertraut. Mit ihrer Modelkarriere, die sie mit 17 Jahren begann, erfüllte sich auch ein Traum ihrer Mutter. Anna war lange magersüchtig, was aber nicht auffiel, da es sich dabei um so etwas wie eine Berufskrankheit handelte. Hin und wieder stellten sich Fressanfälle ein, nach denen sie sich den Finger in den Hals steckte. Zum Ausbruch der Bulimie kam es erstmals, als sie mit 19 Jahren in ein eigenes Appartement zog. Die Anfälle waren immer dann besonders heftig, wenn ihre Mutter wieder einmal unangemeldet vor der Tür stand. Nachdem Annas Beziehung zu ihrem Lebenspartner, ebenfalls ein Model, aufgrund der Krankheit in die Brüche gegangen war, entschloss sie sich zu einer Therapie.

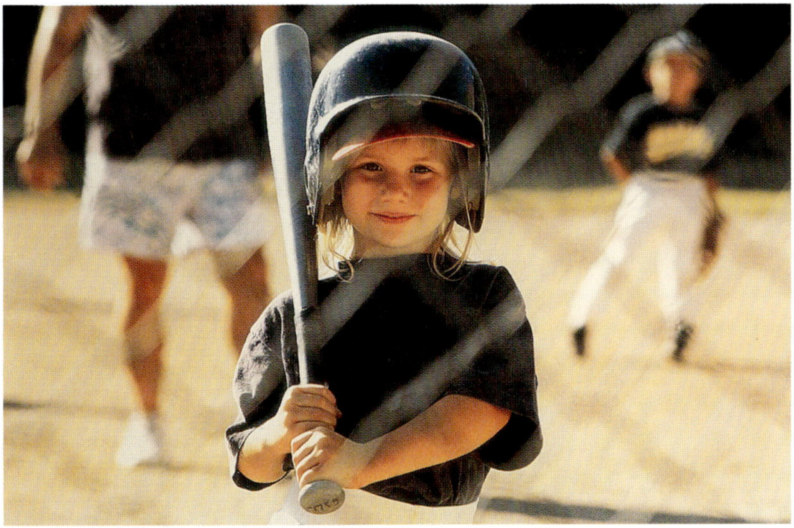

Bulimiker sind häufig schon seit ihrer Kindheit bemüht, dem Wunschbild, das ihre Eltern von ihnen haben, zu entsprechen. Sie geben sich selbstsicher, wenn sie Angst haben, und heiter, wenn sie eigentlich traurig sind.

Fallgeschichte Miriam, 30 Jahre, Krankenschwester

Miriam ist die älteste von vier Geschwistern. Ihre Mutter ist Hausfrau, ihr Vater Beamter. Miriam zog es sehr stark zum Vater hin, da die Mutter meist mit den kleineren Geschwistern beschäftigt war, doch auch der Vater war nicht in der Lage, ihre kindlichen Bedürfnisse nach Zuwendung zu stillen. Er konnte seine Tochter nur loben, wenn sie gute Leistungen in der Schule, im Sport und später in der Ausbildung brachte. Außerdem machte er nie einen Hehl daraus, dass er sich als Erstgeborenen einen Sohn gewünscht hätte. Miriam bemühte sich seit ihrer Kindheit um ein möglichst burschikoses und selbstbewusstes Auftreten. Sie ist eine begabte Leichtathletin.

Ihre unverarbeiteten Gefühle machten erstmals auf sich aufmerksam, als mit 18 Jahren, während ihrer Lehrzeit, ein Zwölffingerdarmgeschwür bei ihr diagnostiziert wurde. Da sie sportlich kürzer treten musste, legte sie ein paar Pfund zu, blieb aber normalgewichtig. Die Gewichtszunahmen wurden von Mutter und Vater immer wieder, zum Teil auch scherzhaft, kommentiert. Mit 21 Jahren zog sie mit ihrem Freund zusammen. Gelegentlich führte sie Fastenkuren durch, bei denen sie stark abnahm. Heißhungerattacken und schnelle Gewichts-

Viele Bulimiker leben in dem Glauben, ihre Eltern nur dann zufriedenstellen zu können, wenn Sie besonders erfolgreich sind oder sich auf andere Weise über den Durchschnitt erheben. Sie spielen ständig eine Rolle, ohne sich dessen auch nur annähernd bewusst zu sein.

zunahmen waren die Folge. Die Fressattacken, die immer dann auftraten, wenn es zu Spannungen und Konflikten in ihrem Leben kam, beendete sie mit Erbrechen. Zudem begann sie, große Mengen Alkohol zu trinken. Nach einem Selbstmordversuch entschloss sie sich zu einer mehrwöchigen Therapie in einer Suchtklinik.

Die Entdeckung einer Bulimie geht häufig mit Schuldzuweisungen einher. Aber diese Art der Spurensuche fördert keine neuen Erkenntnisse zutage, sondern ruft bei den »Angeklagten« meist nur Feindseligkeit und Verbitterung hervor.

Schuldgefühle der Angehörigen

»Was haben wir falsch gemacht?« Diese Frage stellen sich Väter und Mütter von essgestörten Kindern häufig. Sie klagen sich selbst an oder werden von Außenstehenden verurteilt. Vor allem Mütter erleben die Krankheit ihres bulimischen Kindes schuldbeladen – sofern sie darüber informiert sind. Den meisten Müttern wurde und wird die Erziehung in den frühen Kinderjahren allein überlassen. Die daraus entstehende enge Bindung benötigen viele Mütter als Kompensation für fehlende Kontakte nach außen. Für das Kind kann sie jedoch unter Umständen zu einer erdrückenden Last werden.

Die wichtige Rolle des Vaters

Auch der Vater spielt bei der Entwicklung der späteren Krankheit eine entscheidende Rolle. Gespräche mit bulimischen Frauen zeigen, dass viele von ihnen unter mangelnder väterlicher Zuwendung während der Kindheit und Pubertät litten. Der Hunger nach Lebendigsein, der sich in der Bulimie Ausdruck verschafft, hängt wesentlich mit dem kaum anwesenden Vater zusammen. Schließlich bot er sich, wie es die Analytikerin Margarete Mitscherlich formuliert hat, nicht als Brücke zur Welt und somit als Erweiterung der Mutter an.

Die Mutter-Kind-Umklammerung wird dadurch nicht selten unerträglich eng. Das Kind fühlt sich festgehalten und beherrscht. Selbst kann es sich aus der Abhängigkeit kaum lösen, es ist darauf angewiesen, dass die Mutter bzw. die Eltern es loslassen. Anstatt die Eltern jedoch mit Schuldzuweisungen zu belasten, ist es wichtig, ihre Lebensprobleme genauso zu verstehen wie die ihres Kindes.

Fehler machen ist nicht gleich Versagen

Fehler werden in allen Familien gemacht. Ideale, fehlerlose Väter und Mütter gibt es nicht. Oft belasten die Eltern mit ihren starken Schuldgefühlen ihr essgestörtes Kind, und es muss zusätzlich zur großen Aufgabe der eigenen Genesung auch noch Mutter und Vater von ihren Versagensängsten befreien. Der Vorwurf an sich selbst, das Kind überbehütet, vernachlässigt oder als Persönlichkeit zu wenig angenommen zu haben, hilft nicht dabei, das Problem zu lösen.

Verhaltenstipps für Eltern

Sie können Ihr Kind nicht heilen, sondern ihm nur dabei helfen. Das sollten Sie allerdings keinesfalls allein, sondern zusammen mit einem Therapeuten tun. Sie selbst stehen Ihrem Kind viel zu nahe.

- Erwarten Sie nicht zu viel von sich selbst und von anderen.
- Versuchen Sie, die gesamte Situation einmal aus der Sicht Ihres Kindes zu sehen. Nörgeln Sie nicht an seinen Essgewohnheiten herum. Verbergen Sie aber auch nicht Ihre Sorgen. Bestätigen Sie Ihr Kind als Mensch, so wie es ist.
- Versuchen Sie nicht, immer das Richtige zu tun und zu sagen. Sprechen Sie es aus, wenn Sie sich verletzt fühlen oder den Eindruck haben, Sie hätten Ihr Kind verletzt. Hören Sie auf, sich schuldig zu fühlen.
- Achten Sie auf sich selbst. Sie tragen nicht die ganze Verantwortung für die Situation.
- Lassen Sie Ihr Kind die Folgen seiner Essstörung selbst tragen, und versuchen Sie nicht, ihm alles abzunehmen. Ihr Kind kann und muss die Situation allein meistern. Es sollte z. B. die Vorräte, die es vertilgt hat, ersetzen und die Toilette säubern. Es sollte selbst erklären, warum es nicht an den gemeinsamen Mahlzeiten teilnimmt.
- Kaufen Sie ganz normal ein, und führen Sie eine ganz normale Vorratshaltung.
- Suchen Sie für sich selbst Hilfe bei einem Freund oder einem professionellen Berater.
- Lassen Sie sich und Ihrem Kind genügend Zeit, und stellen Sie sich auf einen langwierigen Heilungsprozess ein.

Familien haben ihren Anteil an der Entstehung und Aufrechterhaltung einer Bulimie. Durch eine Korrektur ihrer Wertvorstellungen und eine Verhaltensänderung können sie aber genauso zu einer positiven Entwicklung beitragen.

Selbstzweifel als Chance nutzen

Es lohnt sich jedoch in jedem Fall, über die Entwicklung der Krankheit und den eigenen Beitrag dazu nachzudenken und zu überlegen, was man in der Zukunft ändern könnte.

- Überlegen Sie beispielsweise, wie man in Ihrer Familie üblicherweise mit Konflikten umgeht.
- Über welche Konflikte sprechen Sie nicht?
- Wovor fürchten Sie sich am meisten?
- Welche Begebenheiten mit Ihrem Kind fallen Ihnen ein, die Sie sich bis heute nicht verziehen haben?
- Welche Gefühle tauchen neben Ihren Schuldgefühlen auf?

Schuldbewusstsein kann der Entwurf zu einem neuen Leben und zu einem neuen Beziehungsgeflecht innerhalb der Familie sein. Doch sollten Väter und Mütter sich ihre Versäumnisse zunächst verzeihen und aus Vergangenem lernen.

Manche Eltern lehnen eine Behandlung ihres Kindes ab, weil sie befürchten, durch eine Psychotherapie bloßgestellt zu werden. Zugrunde liegt die Überzeugung, dass psychische Erkrankungen wie die Bulimie in einer »anständigen« Familie nicht vorkommen.

Eigene Probleme erkennen und bearbeiten

Väter und Mütter sollten sich gegenseitig unterstützen und ihre Ängste bezüglich der Krankheit des Kindes aussprechen, statt sich gegenseitig anzuklagen. Analysieren Sie Ihre eigenen Probleme in der Beziehung zu Ihren Eltern. Fragen Sie sich kritisch, ob sich bestimmte Muster wiederholen. Wenn Sie nicht weiterkommen, holen Sie sich fachlichen Rat. Durch die Lösung Ihrer eigenen Probleme können Sie die Beziehung zu Ihrem Kind deutlich entlasten. Erst dann ist für Eltern und Kind ein gemeinsamer Neuanfang möglich, erst dann gibt es die Chance für ein offenes Miteinander.

Das Gespräch mit anderen Eltern suchen

Auch die Eltern von Bulimikern können sich jederzeit an eine Beratungsstelle wenden, um in Kontakt mit anderen Eltern essgestörter Kinder zu treten. Sie können sich dort nach den Möglichkeiten einer Psychotherapie erkundigen und Hilfe für ihre Probleme finden. Unter einer Essstörung leiden nicht nur die Betroffenen selbst, sondern auch diejenigen, die in engem Kontakt mit ihnen stehen. Umso wichtiger ist es für die Väter und Mütter von Bulimikern, die Hilfe Außenstehender zuzulassen und anzunehmen.

Phasen der Eltern-Befindlichkeit

Die folgenden Thesen über verschiedene Phasen der Eltern-Befindlichkeit entstammen einem Merkblatt des Vereins »Netzwerk Essstörungen«. Lassen Sie sie in aller Ruhe auf sich wirken.

- Als einer unter vielen erkenne ich, dass eine Essstörung in jeder Familie vorkommen kann. Es wird mir dadurch möglich, mein Problem anzunehmen.
- Langsam befreie ich mich von Schuldgefühlen und handle selbstbewusster. Ich löse mich von der Vergangenheit, verliere die lähmende Angst vor der Zukunft und stelle mich dem Jetzt.
- Ich begreife, dass die Sucht mein Kind beherrscht, meine Argumente es nicht erreichen und Kontrollen zu nichts führen.
- Ich beginne mich gegen das süchtige Verhalten meines Kindes abzugrenzen, wende mich wieder den anderen Familienmitgliedern und meinen eigenen Interessen zu.
- Ich erkenne, dass ich mein Kind in die Selbstständigkeit entlassen muss. Auch wenn ich Angst vor den möglichen Konsequenzen habe, denke und handle ich nicht mehr an seiner Stelle. Ich übertrage ihm die Verantwortung für sein Leben.
- Ich gebe die Suche nach Erklärungen und Schuldigen auf und bin deshalb nicht mehr erpressbar. Ich stehe offen zu den Problemen.
- Ich spreche meine Gefühle und Wünsche ehrlich aus, übe mich in schwierigen Situationenen in Gelassenheit und verliere auch bei Rückschlägen nicht die Hoffnung.

Wichtig ist es vor allem, dass die Eltern ihrem Kind bei der Suche nach der eigenen Identität helfen und dabei lebendige Kommunikation anbieten. Im Austausch mit anderen Betroffenen verlieren die Eltern ihre Schuldgefühle und gewinnen neue Lebensqualität.

Therapeuten sehen es nicht als ihre Aufgabe an, nach Schuldigen zu fahnden. Ihr eigentliches Interesse gilt den Bedingungen, die die Essstörung verursacht haben und weiter unterhalten. Diese gilt es zu ändern, damit die Krankheit geheilt werden kann.

Die »bulimische« Beziehung

Bulimiker, die in festen Lebensgemeinschaften leben, haben meist Problembeziehungen, da sie ihr Essverhalten jahrelang vor dem anderen geheim halten und eine tief sitzende Angst vor Nähe haben. Die Schwierigkeiten, die Lebenspartner und Angehörige mit den Problemen der Bulimiker haben, sind dieselben. Hilflosigkeit, Schuldgefühle und Verzweiflung verstärken die so genannte Coabhängigkeit.

Versteckte Forderung nach Zuwendung

Wenn die Essstörung des Partners verschwindet, verbessert sich nicht automatisch die Beziehung. Dafür sind die Probleme, die zu der Essstörung geführt haben, verantwortlich. Essstörungen werden von den Betroffenen nicht selten dazu genutzt, den Partner zu erpressen bzw. Liebe und Verständnis einzufordern. Oft sind beide Partner süchtig. Der eine ist Bulimiker, der andere trinkt oder vergräbt sich in Arbeit. Dabei kämpft jeder um die Vorherrschaft, als ob das Ablassen von einer Sucht mit Schwäche gleichzusetzen wäre.

Den Partnern von Bulimikern fällt es oft schwer zu akzeptieren, dass sie dem anderen bei der Bewältigung seiner Essstörung kaum helfen können. Das Gefühl der Hilflosigkeit kann eine große Belastung für die Beziehung sein.

Angst vor Nähe – unterdrückte Sinnlichkeit

Intimität können meist beide Partner nicht ausleben, genauso wenig wie Sexualität. Da sexuelle Befriedigung für den essgestörten Partner vor allem mit Schlankheit assoziiert wird und er sich selbst nie schlank und schön genug findet, lässt er sexuelle Nähe oft gar nicht erst zu oder absolviert sie wie eine Pflichtübung. Das Verhältnis zur Sinnlichkeit ist – was sich ja gerade beim Essen ausdrückt – zutiefst gestört.

Immer häufiger wird im Zusammenhang mit der verkrampften Sexualität von Essgestörten auch das Thema »Missbrauch« diskutiert. Viele Mädchen, die in ihrer Kindheit körperlich missbraucht wurden und dieses Trauma verdrängt haben, entwickeln im Erwachsenenalter Essstörungen wie Magersucht oder Bulimie. Die seelischen Wunden, die eine solche Kindheitserfahrung hinterlässt, äußern sich bei vielen Betroffenen in Hass auf den eigenen Körper.

Wege aus der Coabhängigkeit

Die Essstörung schafft Distanz und rettet den Betroffenen vor zu viel Nähe. Oft klammern sich die Betroffenen jedoch gleichzeitig an den Partner und leben so ihre Angst vor Selbstständigkeit aus. Die nach außen hin selbstsicher wirkende Frau passt sich dabei so sehr an den Mann an, dass sie das Gespür für sich als unabhängige Persönlichkeit verliert. Der Partner ist über diesen Wandel enttäuscht, sieht er doch in der Frau das emotionale Spiegelbild eines Menschen mit schwachem oder verletztem Selbstwertgefühl. Da meist beide Partner gefühlsmäßig verletzt sind, gelingt es ihnen nicht, sich einander zuzuwenden. Die Beziehung gestaltet sich meist ebenso frustrierend wie die der Eltern der Essgestörten.

Beim Umgang mit der Krankheit gelten für den Partner weitgehend die gleichen Empfehlungen wie für die Angehörigen. Doch sollte er die Chance nutzen, um die Beziehung kritisch unter die Lupe zu nehmen und sich folgende Fragen zu stellen:

- Welche Bedeutung hat die Essstörung für unsere Beziehung?
- Welche Rolle spiele ich bei der Krankheit meines Partners?
- Welcher Art sind die Probleme, die wir miteinander haben?

Wenn Ihr Partner an einer Essstörung leidet, sollten Sie die Symptome auf keinen Fall stillschweigend tolerieren. Suchen Sie ein offenes Gespräch, und fragen Sie sich, ob Ihr eigenes Verhalten zur Entstehung der Krankheit beigetragen hat.

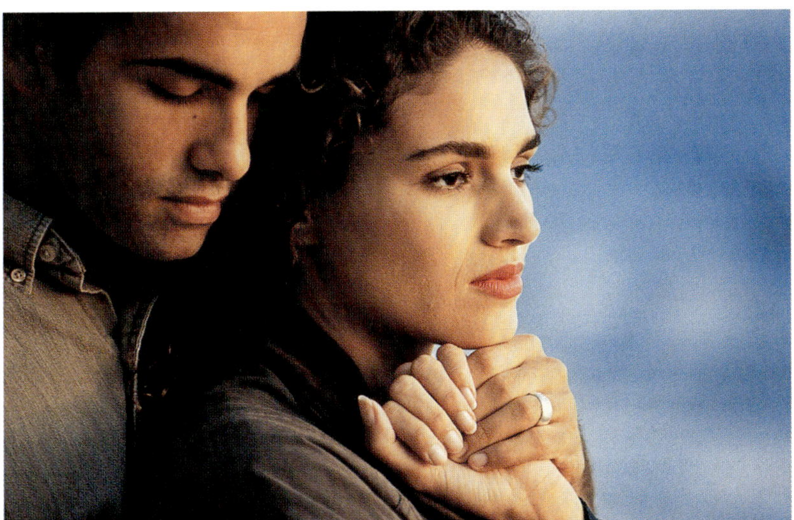

Es ist nicht einfach, mit einem essgestörten Partner zusammenzuleben. Die Essstörung kann aber auch eine Chance sein, aus alten Denkmustern auszubrechen und eine festgefahrene Beziehung neu zu gestalten.

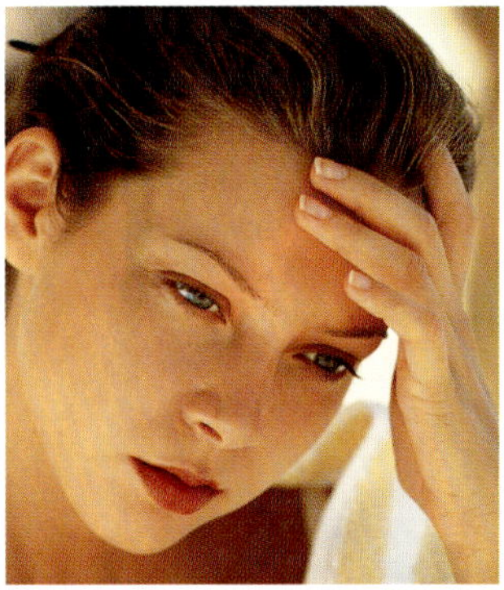

Wer sich selbst eingesteht, dass er an einer Essstörung leidet, hat den ersten Schritt zur Heilung seiner Krankheit bereits getan.

Eine Therapie kann Anstöße geben, aber den Weg zur Heilung muss jeder in sich selbst finden. Dabei ist es vor allem wichtig, Möglichkeiten zu finden, um Spannungen abzubauen, ohne zu den bekannten Strategien des Fressens und Erbrechens zu greifen.

Möglichkeiten und Grenzen der Selbsthilfe

Für die meisten Bulimiker ist ihre Erkrankung nicht nur ein temporär auftretendes Problem. Manche leiden bereits seit Jahren darunter und haben selbst versucht, aus dem Teufelskreis auszubrechen, ihr Essverhalten zu normalisieren. Das Scheitern dieses Unterfangens legen die Betroffenen als persönliche Schwäche aus. Sie werten es als weiteren Beweis für ihr grundsätzliches Versagen.

Bei dieser Überlegung unterläuft ihnen jedoch ein schwer wiegender Fehler. Bei der Bulimie handelt es sich nicht nur um eine momentane Störung, die man mit etwas Disziplin in den Griff bekommen kann. Das heimtückische an dieser Erkrankung ist ja gerade, dass sie sich der eigenen Kontrolle völlig entzieht. Ihr liegen Probleme zugrunde, die nichts mit dem Körper oder dem Gewicht zu tun haben. Deshalb gilt die Prämisse: Je länger man bereits an einer Bulimie leidet, desto wichtiger ist Hilfe von außen. Schließlich handelt es sich hier – genau wie bei Drogenabhängigkeit und Alkoholismus – um eine Sucht mit gravierenden Folgen. Nur weil Essen das »harmlosere« Suchtmittel ist, ist die Erkrankung nicht weniger gefährlich.

Bulimie und Suchtmittelabhängigkeit

Bei einer im Jahr 1983 durchgeführten Untersuchung bei stationär behandelten bulimischen Frauen berichtete etwa jede siebte Bulimikerin über Alkoholprobleme. Da das Fressen und anschließende Erbrechen die gleiche Funktion hat wie bei anderen Suchtkrankheiten der suchtauslösende Stoff, plädieren viele Therapeuten dafür, dass Patienten mit einer Essstörung und einer stoffgebundenen Sucht auf die gleiche Weise behandelt werden wie Patienten, die ausschließlich unter Alkohol-, Medikamenten- oder Drogenabhängigkeit leiden.

▶ Kennzeichen beider Abhängigkeiten, sowohl der stoffgebundenen als auch der Verhaltensabhängigkeit, ist der Kontrollverlust.

▶ Bulimie, Anorexie und Esssucht können zusammen mit einer Alkohol-, Medikamenten- oder Drogenabhängigkeit auftreten.

▶ Die Krankheitsbilder der Essstörung und der stoffgebundenen Sucht treten in der Regel abwechselnd auf. Die Patienten können dabei eine Substanz gegen die andere austauschen, z. B. Alkohol gegen Nahrung und umgekehrt.

▶ Man geht davon aus, dass bei Patienten, bei denen eine Essstörung mit Suchtmittelmissbrauch einhergeht, beiden Problemen ähnliche Konflikte zugrunde liegen.

▶ Wenn sich der Patient von einer stoffgebundenen Abhängigkeit nicht lösen kann, sind die Chancen für eine Heilung der Essstörung selbst bei günstigem Therapieverlauf gering. Denn die Einsicht, an der einen Sucht erkrankt zu sein, schließt aus Sicht des Abhängigen noch lange nicht das Bewusstsein für andere Süchte mit ein.

▶ Umgekehrt kann auch eine mangelnde Bewältigung der Essstörung die Suchtmittelabstinenz auf Dauer gefährden.

Die Bulimie tritt häufig in Verbindung mit weiteren Süchten wie Alkoholismus oder Medikamentenabhängigkeit auf. Der Hintergrund ist dabei stets der gleiche: Innere Spannungen sollen wenigstens für den Moment erträglich gemacht werden.

Vordringliche Therapieziele

Diese Zusammenhänge legen für Patienten mit kombinierten Süchten eine Behandlung nahe, die beiden Ausprägungen Rechnung trägt. Einerseits muss der Patient zur Heilung seiner stoffgebundenen Sucht den Umgang mit Grenzen lernen, um stabil zu bleiben. Ein kontrollierter Umgang mit süchtig machenden Substanzen ist nicht möglich. Andererseits muss er zur Bewältigung seiner Essstörung den kontrollierten Umgang mit Nahrungsmitteln anstreben.

Die kurzfristige und auch die langfristige Prognose ist bei Patienten mit einer Kombination von Essstörung und Suchtmittelabhängigkeit ungünstiger als bei solchen, die »nur« essgestört sind. Ein wichtiges Therapieziel sollte es daher sein, den Zusammenhang zwischen Lebenskrisen, Essstörung und Suchtmittelwirkung so weit zu entkoppeln, dass selbst bei gelegentlichen Rückfällen in die Essstörung kein Rückfall in die Sucht erfolgt. Patienten mit kombinierter Essstörung und Suchtmittelabhängigkeit sollten sich nach der stationären oder begleitend zur ambulanten Therapie unbedingt einer Nachsorgegruppe oder Selbsthilfegruppe anschließen. Die Adresse einer Klinik, die Essstörungen in Kombination mit stoffgebundenen Süchten therapiert, finden Sie auf Seite 93.

Der feste Wille, die Ess- und Brechsucht aufzugeben, ist für ihre Bewältigung ausschlaggebend. Nur wenn ein Bulimiker sich aus freien Stücken von der Sucht befreien möchte, kann eine Therapie erfolgreich sein.

Sich seiner Krankheit bewusst werden

Um geheilt zu werden, muss sich ein Bulimiker darüber klar werden, dass er an einer schweren Krankheit leidet und dass er etwas gegen sie unternehmen will. Wichtig ist auch die Erkenntnis, dass sich durch das Essverhalten nichts an seiner Grundproblematik geändert hat. Oft hat sich diese sogar auf diffuse Art verschlimmert, und der Patient fühlt sich noch schlechter als zu Beginn der Erkrankung. Schließlich muss er dazu bereit sein, Hilfe anzunehmen, weil er Hilfe von außen braucht. Viele Bulimiker versuchen, auf eigene Faust zu normalen Essgewohnheiten zurückzufinden. Dabei müssen sie immer wieder Niederlagen hinnehmen. Dass sie mit ihrem Problem nicht allein fertig werden, werten sie als persönliche Schwäche.

Rat und Hilfe suchen

Ganz gleich, wie Sie Ihre Krankheit angehen: Ein Gespräch mit den Mitarbeitern einer Beratungsstelle wird Ihnen wertvolle Anregungen geben. Bei den Menschen, die hier arbeiten, können Sie sich verstanden fühlen. Rufen Sie an, oder gehen Sie persönlich vorbei – Adressen und Telefonnummern finden Sie auf Seite 92f. Bei den Beratungsstellen haben Sie es meist mit Fachleuten zu tun, die sich auf Essstörungen spezialisiert haben. Keiner wird Sie bedrängen, und Sie sind auf keinen Fall verpflichtet, eines der Angebote wahrzunehmen. Auf Ihren eigenen Wunsch hin erhalten Sie die Adressen von Therapeuten und Kliniken. Manche Beratungsstellen haben auch eigene Selbsthilfe- und/oder Körpertherapiegruppen. Ein offenes Gespräch über Ihre Probleme kann der erste Schritt in eine neue Richtung sein.

Die Lebensfreude zurückgewinnen

Für welche Behandlungsform Sie sich auch entscheiden (die wichtigsten Therapieansätze, unter denen Sie wählen können, finden Sie auf den folgenden Seiten) – Sie werden einige Dinge lernen, die Ihnen dabei helfen, Ihr Leben zu verändern und wieder gesund zu werden. Dazu gehören die Auseinandersetzung mit Ihren verdrängten Problemen, das Kennenlernen Ihrer Bedürfnisse und Ihrer Körpersignale sowie die Stärkung Ihres Selbstwert- und Körpergefühls. Sie lernen sich zu entspannen und alles, was mit Essen zu tun hat, zu genießen – Fähigkeiten, die das Leben lebenswert machen.

Um den eigenen Körper besser kennen zu lernen, ist es wichtig, auf seine natürlichen Bedürfnisse einzugehen. Das richtige Verhältnis von Bewegung und Entspannung fördert die Gesundheit und gleicht auch innerlich aus.

Den eigenen Körper annehmen

Die wichtigste Grundvoraussetzung ist jedoch diese: Verabschieden Sie sich von dem Gedanken, dass Ihre Figur die Lösung aller Probleme birgt. In der Zeit, in der man an seiner Essstörung arbeitet, muss jeder Gedanke an eine Gewichtsreduktion fallen gelassen werden. Werfen Sie Ihre Waage fort, oder verschenken Sie sie. Akzeptieren Sie sich so, wie Sie sind. Hören Sie auf, in den Kategorien »Zu viel« und »Zu wenig« zu denken. Es gibt wichtigere Dinge im Leben als Ihr Gewicht.
Sie können mit bestimmten Maßnahmen auch selbst dazu beitragen, sich ansatzweise von Ihrer Krankheit zu lösen. Es ist jedoch immer empfehlenswert, sich zusätzlich professioneller Hilfe zu versichern (siehe Seite 66ff.). Die folgenden Ratschläge wird Ihnen auch ein Therapeut während der Behandlung machen.

Konflikte auf neue Weise lösen

Wichtigster Programmpunkt ist die Aneignung alternativer Bewältigungsstrategien im Umgang mit Stress und Angst. Dabei erlernen Sie diese Verhaltensweisen als zusätzliche Fertigkeiten, denn Ihre Fressanfälle werden Sie noch eine Weile begleiten. Doch können durch diese zusätzlichen Fertigkeiten Spannungen, die den Heißhunger verursachen, gelöst und Stress in anderen Bereichen reduziert werden. Folgende Bewältigungsmechanismen haben sich bewährt: Alte Denkmuster überprüfen, Abschied von der Waage nehmen, Tagebuch führen, Entspannungs- und Atemübungen durchführen, Ablenkung suchen, normal Essen üben, mit Fressanfällen bewusster umgehen, Entscheidungen treffen lernen und Gespräche mit Vertrauten führen.

Denkgewohnheiten infrage stellen

Gewöhnen Sie sich an den Gedanken, auch mit ein paar (gesunden) Pfunden mehr zufrieden zu sein. Viele dünne Menschen sind unglücklich, obwohl sie eine Traumfigur haben. Sie haben Angst vor ihrem Körper und hassen ihn. Ein Körper ist immer nur so schön oder so hässlich, wie wir ihn empfinden. Einen Menschen, der in sich ruht und eine angenehme Ausstrahlung besitzt, wird man in der Regel auch äußerlich attraktiv finden.

Versuchen Sie, sich von der Macht der Waage zu befreien, und lassen Sie es nicht mehr zu, dass Ihre Gefühlslage von Ihrem Gewicht diktiert wird. Sagen Sie sich immer wieder, dass Glück und Zufriedenheit nicht von Ihren Pfunden abhängen.

Gewichtsschwankungen akzeptieren

Viele Bulimiker werden von der Angst beherrscht, nach Aufgabe ihrer Sucht enorm dick zu werden. Dies ist im Ansatz auch begründet. Durch die Beendigung des ständigen Diäthaltens, Abführens und Erbrechens kann es zu einer Gewichtszunahme von drei bis fünf Pfund kommen. Die Zunahme kann auch durch eine übermäßige Ausdehnung der Gedärme hervorgerufen werden, die aber nachlässt, sobald sich die chronische Verstopfung legt und der Stuhlgang wieder normal funktioniert. Ihre Verdauung können Sie durch Buttermilch, Pflaumensaft und ballaststoffreiche Lebensmittel, aber auch durch das Trinken von reichlich Mineralwasser positiv beeinflussen. Lassen Sie sich dennoch Zeit. Akzeptieren Sie eine Gewichtszunahme von 2,5 Kilogramm, rechnen Sie sie einfach mit ein. Das hilft, Panik bei leichten Gewichtsschwankungen zu vermeiden. Ihr Gewicht wird sich wieder regulieren, wenn Sie gelernt haben, normal zu essen. Sie bleiben trotzdem eine attraktive Erscheinung.

Diäten – heimliche Dickmacher

- Jeder Mensch hat ein ererbtes Normalgewicht, das er mit normaler Bewegung und normalem Essen halten kann.
- Erzwingt man eine Gewichtsabnahme durch Hungern oder durch eine Diät, senkt der Körper seinen Grundumsatz.
- Beginnt man nach der Diät wieder normal zu essen, so bleibt der niedrige Grundumsatz trotzdem erhalten.
- Man nimmt auch bei normalem Essen schnell zu, was über kurz oder lang den nächsten Diätversuch veranlasst.

Das eigene Essverhalten beobachten

Machen Sie sich Ihre Essgewohnheiten bewusst: Was essen Sie wo und zu welcher Tageszeit, wie geht es Ihnen vorher und wie nachher, wie satt sind Sie anschließend, erbrechen Sie sich danach oder führen Sie ab? Notieren Sie sich eine oder zwei Wochen lang in einem kleinen Heft all diese Punkte rund um eine Mahlzeit oder einen Fressanfall. Verwenden Sie das Heft überdies als Tagebuch, in das sie nun jeden Abend alle Ereignisse und Gefühle notieren. Patienten mit Bulimie haben oft Schwierigkeiten damit, zu erkennen, was sie gut gemacht haben oder weswegen sie sich gut gefühlt haben. Indem Sie sich alle Emotionen, die Sie im Lauf des Tages durchlebt haben, bewusst machen, lernen Sie zu unterscheiden, welche Verhaltensmuster Sie fröhlich und welche Sie traurig stimmen.

Das Tagebuch kann auch als Erinnerungsstütze funktionieren. Es führt Ihnen vor Augen, mit welchen Mitteln Sie sich in eine gute Stimmung versetzen können. Oft hilft es, nachzulesen, was einem das letzte Mal, als man sich schlecht gefühlt hat, geholfen hat. Sinn des Tagebuchs ist es, den eigenen Gefühlen mehr Beachtung zu schenken. Gleichzeitig sind die Patienten in ein Ritual eingebettet, das ihnen Halt gibt und gerade den zwanghaften Naturen unter ihnen ein Gefühl der Sicherheit vermittelt. Durch das Tagebuch werden die Betroffenen mit Tatsachen konfrontiert. Das ist für viele der erste Schritt zur Heilung.

Ein Essprotokoll hilft Ihnen dabei, die eigenen Essgewohnheiten besser kennen zu lernen. Wichtig sind auch ausführliche Notizen über Gefühle und Gedanken während des Essens oder über Umstände, die zu einer Heißhungerattacke geführt haben.

Bulimiker haben verlernt zu essen und müssen es in kleinen Schritten erst wieder lernen. Eine ausgewogene und vielseitige Ernährung ist die beste Garantie dafür, nicht eines Tages die Kontrolle zu verlieren.

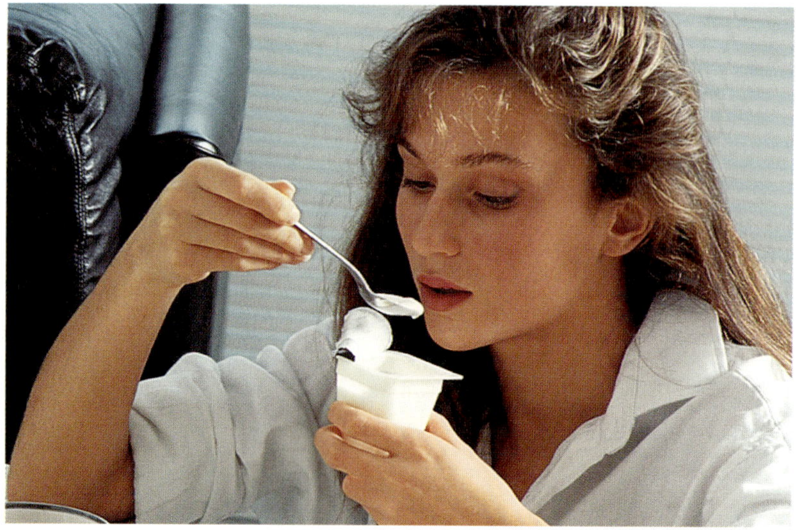

Normales Essen üben

Gewöhnen Sie sich an feste Essenszeiten für Frühstück, Mittag- und Abendessen sowie kleine Zwischenmahlzeiten am Vormittag und Nachmittag. Lassen Sie keine Mahlzeit aus, selbst wenn Sie nur wenig essen. So vermeiden Sie Heißhungerattacken. Besorgen Sie sich frische, qualitätvolle Zutaten. Lesen Sie Kochbücher, die sich mit vollwertiger Ernährung befassen – gesundes Essen macht nicht dick! Lassen Sie Ihrer Kreativität freien Lauf, und experimentieren Sie mit neuen, phantasievollen Rezepten.

Versuchen Sie, die strenge Kontrolle über ihre Nahrungszufuhr aufzugeben. Essen Sie das, was die anderen auch essen, hören Sie auf, Ihre Mahlzeiten gesondert zuzubereiten, und schlagen Sie Essenseinladungen nicht mehr aus.

Tipps für eine entspannte Mahlzeit

Beherzigen Sie bei Ihren Mahlzeiten die folgenden Regeln:

▶ Decken Sie den Tisch schön ein, und schaffen Sie eine angenehme, entspannte Atmosphäre. Das funktioniert – in Maßen – auch im Büro: Nehmen Sie sich einen Salat, etwas Obst und ein Vollkornsandwich von zu Hause mit, schließen Sie während der Pause die Tür, und essen Sie langsam und konzentriert.

- Es dauert etwa vier Stunden, bis eine Mahlzeit in ihre Nährstoffe aufgespalten ist. So lange ist man in der Regel satt. Danach kann man wieder etwas zu sich nehmen. Die Abendmahlzeit sollte spätestens zwei Stunden vor dem Schlafengehen eingenommen werden.
- Riechen und schmecken Sie Ihr Essen ganz bewusst, und kauen Sie jeden Bissen gut durch. Beenden Sie Ihre Mahlzeit, wenn Sie satt sind.
- Bleiben Sie nach dem Essen noch sitzen, schließen Sie die Augen, und versuchen Sie, sich für fünf Minuten zu entspannen.
- Das normale Essen wird Ihnen anfangs schwer fallen. Wirksam unterstützen kann Sie dabei nur eine Therapie, die Ihnen dabei hilft, sich über die Hintergründe Ihrer Krankheit klar zu werden. Bleiben Sie trotzdem am Ball, und üben Sie, lebendig zu sein!

Wenn eine Fressattacke naht

Fressanfälle werden Sie noch eine Zeit lang begleiten, denn es ist keine Frage des Willens, sie zum Verschwinden zu bringen. Wenn die Therapie erfolgreich ist, werden Sie sie nicht mehr brauchen – halten Sie sich das vor Augen. Wenn ein Fressanfall naht, versuchen Sie, sich einer anderen Aktivität zuzuwenden: Putzen Sie Ihre Wohnung, rufen Sie einen Freund an, oder gehen Sie spazieren. Erlernen Sie für diese Notfälle gezielte Ablenkungsstrategien. Ziel dieser Maßnahmen ist es, psychischen Druck zu lindern und die Eskalation der Gefühle in einen Fressanfall zu verhindern.

Unsere Gefühle werden ganz wesentlich durch unsere Gedanken bestimmt: Negative Gedanken führen zu negativen Gefühlen, positive Gedanken zu positiven Gefühlen. Denken Sie sich ein Symbol aus, das Ihnen Freude bereitet und Sie entspannt. Das kann ein Haus- oder Kuscheltier sein, ein Hobby, ein Bild, ein Film oder ein Buch. Sobald Sie sich gestresst fühlen, die Angst vor dem Fressanfall einsetzt oder Sie beginnen, sich selbst schlecht zu machen, schreien Sie innerlich »Stopp!«. Stellen Sie sich dabei ein großes rotes Stoppschild vor, und denken Sie an Ihr positives Symbol. Dies wird Ihnen mit zunehmender Übung immer leichter fallen.

Es gibt eine Vielzahl von Maßnahmen, mit denen man einem Fressanfall begegnen kann. Aber diese Art von gezielter Ablenkung muss eingeübt werden, bis sie zum reflexartigen Verhalten wird, das im Fall der Fälle schützend wirkt.

Heißhungerattacken bewusst durchleben

Wenn die Heißhungerattacke sich trotz allem durchsetzt, versuchen Sie, sie ganz bewusst zu erleben. Lernen Sie zu verstehen, mit welchem inneren Konflikt die Bulimie Ihnen jetzt im Moment umzugehen hilft. Es besteht immer eine Beziehung zwischen Ihren Gefühlen und Ihrem Verhalten. Kein Fressanfall kommt völlig grundlos über Sie. Welche Gefühle haben Sie unmittelbar vor dem Fressanfall? Lösen bestimmte Ereignisse die Heißhungerattacken aus? Worüber denken Sie nach? Welche Signale gibt Ihr Körper während des Fressanfalls?
Versuchen Sie, nach dem Fressanfall nicht zu erbrechen oder abzuführen. Denken Sie daran, dass jeder dieser Versuche Sie krank macht. Da der Darm durch die Abführmittel träge geworden ist, wird es einige Zeit dauern, bis Sie wieder einen regelmäßigen Stuhlgang haben. Erwarten Sie nicht zu viel von sich. Schon der Entschluss, ohne Abführmittel auszukommen, ist ein Sieg. Legen Sie sich hin, und ertragen Sie Ihre Gefühle. Wenn sich das Erbrechen nicht vermeiden lässt, tun Sie es ganz konzentriert. Entspannen Sie sich danach, und strafen Sie sich nicht mit Essensentzug. Essen Sie ganz normal weiter.

»Wer sich nicht entscheidet, über den wird entschieden« – mit dieser Perspektive können Entscheidungen als Privileg einer gereiften und selbstständigen Persönlichkeit angesehen werden statt als quälender Zwang.

Eigenständige Entscheidungen treffen

Wenn im Alltag Entscheidungen anstehen, nehmen die Fressanfälle bei vielen Patienten zu. Das Angstniveau steigt. Versuchen Sie bewusst Entscheidungen zu treffen, zunächst in kleinen Angelegenheiten von geringer Bedeutung. Räumen Sie Ihre Wohnung um, organisieren Sie Ihren Alltag neu, oder bauen Sie ungewohnte Elemente ein, wie beispielsweise täglich eine halbe Stunde Entspannungsübungen. Erstellen Sie vor jeder anstehenden Entscheidung eine Liste, auf der Sie alle Argumente pro und kontra niederschreiben. So machen Sie sich klar, wie viele Möglichkeiten Sie haben. Jede getroffene Entscheidung baut Selbstvertrauen auf, aber die meisten Entscheidungen können auch wieder revidiert werden. Wichtig ist dabei nur eins: Das Gefühl, Kontrolle über das eigene Leben zu haben, entwickelt sich.

Probleme offen aussprechen

Pflegen Sie Ihre Bekanntschaften. Vielleicht haben Sie Freunde oder Geschwister, die Sie schon länger vernachlässigt haben. Erklären Sie, warum Sie den Kontakt schleifen ließen. Schließlich sind Sie schwer krank. Wenn Sie sich niemandem aus Ihrem näheren Umfeld öffnen wollen, wenden Sie sich an eine Beratungsstelle – dort finden Sie Menschen, die mit Ihrem Problem bestens vertraut sind. Sie hören Ihnen gerne zu und helfen Ihnen dabei, eine Gruppe zu finden, die sich regelmäßig trifft. Man nennt Ihnen auf Wunsch auch kompetente Therapeuten, die auf Essstörungen spezialisiert sind.

Rechnen Sie auch während einer professionellen Therapie mit Rückfällen. Bewerten Sie sie auf keinen Fall als persönliches Versagen. Sie haben einen langen Weg vor sich – bedenken Sie, dass jeder Rückfall auch einen Fortschritt bedeutet. Versuchen Sie, die einzelnen Rückfälle zu analysieren. Was bedeutet ein Rückfall für Sie? Welche Ereignisse, Gefühle oder Gedanken haben zu den Rückfällen geführt? Wie haben Sie sich davon erholt? Versuchen Sie, die Unterschiede zwischen den einzelnen Rückfällen herauszuarbeiten.

Suchen Sie den Kontakt zu anderen Menschen, und warten Sie nicht, bis jemand auf Sie zukommt. Lernen Sie, in den Beziehungen zu Ihrer Familie und Ihrer übrigen Umwelt etwas anderes zu erleben als Lieblosigkeit, Rivalität und Konkurrenz.

Entspannungsübungen durchführen

Entspannungsübungen sind eine hervorragende Ergänzung zu jeglicher Therapie Ihrer Krankheit. Als besonders wirkungsvoll haben sich autogenes Training und progressive Muskelrelaxation erwiesen. Nähere Informationen hierzu finden Sie auf den Seiten 79ff. Gut für das Körper- und Selbstgefühl sind auch Yoga, Atemübungen oder das chinesische Schattenboxen Tai Chi Chuan.

Diese Übungszyklen sollten in der Gruppe und unter Anleitung von Fachleuten erlernt werden. Sie wirken seelisch in die Tiefe und halten Ihren Körper elastisch, ohne ihn zu überanspruchen. Ein ebenfalls sehr entspannender Sport ist maßvolles Schwimmen. Alle Formen der Entspannung können Ihnen bei der Vorbeugung von Fressanfällen helfen und Ihr allgemeines Wohlbefinden verbessern.

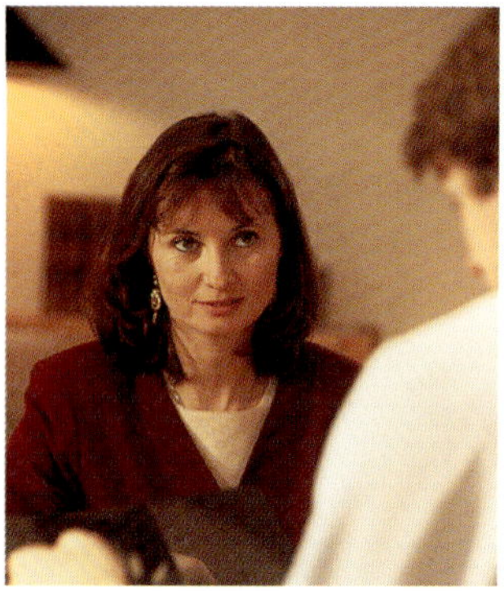

Es gibt Situationen, die man allein nicht bewältigen kann. Das zu erkennen und sich Hilfe von außen zu holen, ist eher ein Zeichen von Stärke als von Schwäche.

Mit der Bewältigung einer Essstörung kann die Chance für mehr Lebenssinn, Lebensinhalt und Lebensqualität gegeben sein – im günstigsten Fall nicht nur für die Betroffenen selbst, sondern auch für ihre gesamte Familie.

Therapeutische Hilfe

Zur Behandlung von Bulimie gibt es mittlerweile sehr viele Therapieangebote. Wenn Sie zusätzlich zu Ihrem Selbsthilfeprogramm auch professionelle Hilfe in Anspruch nehmen möchten, stehen Ihnen dazu mehrere Möglichkeiten zur Verfügung:

- Ambulante Einzeltherapie und Gruppentherapie
- Stationäre und teilstationäre Therapie
- Entspannungstherapien und Bewegungstherapien
- Gestaltungstherapeutische Verfahren

Bei den Beratungsstellen für Essstörungen wird man Ihnen die Vor- und Nachteile der verschiedenen Therapieformen erläutern und Ihnen auf Wunsch entsprechende Adressen vermitteln.

Mehrdimensionale Behandlungspläne

Sie können zwischen Einzeltherapie und Gruppentherapie wählen und sich zwischen verschiedenen Therapieformen entscheiden, wie etwa Verhaltenstherapie, Psychoanalyse oder Suchttherapie. Die wichtigsten Behandlungsmöglichkeiten haben wir auf den folgenden Seiten aufgeführt. Jede dieser Therapieformen hat ihre Vor- und Nachteile. Ihr Erfolg hängt stark vom Engagement der Betroffenen ab und von der Frage, ob der gewählte Therapieansatz der passende ist.
Tatsache ist leider immer noch, dass keine der verschiedenen psychotherapeutischen Methoden allein einen dauerhaften Erfolg bei der Behandlung einer ausgeprägten Essstörung garantieren kann. Von besonderer Bedeutung ist es daher, eine Behandlung der individuellen Lebenssituation der Betroffenen anzupassen. Gute Erfolge verspricht man sich heute von so genannten mehrdimensionalen Behandlungsplänen. Diese Pläne beinhalten psychoanalytisch-psychodynamische, familiendynamische, verhaltenstherapeutische, symptomzentrierte und ernährungsrelevante Elemente.

Ein Leben ohne Krankheit wagen

Wie unterschiedlich die Therapien auch ausgerichtet sein mögen, sie haben alle nur ein Ziel: Sie von Ihrer Krankheit zu befreien. Als Voraussetzung müssen Sie allerdings selbst die Bereitschaft mitbringen, wieder gesund zu werden. Im Lauf der Therapie werden Sie lernen, sich vom Druck des Idealgewichts zu befreien und entspannt mit Essen umzugehen. Sie werden die Ursachen Ihrer Krankheit kennen lernen und viele aus Ihrer Vergangenheit resultierende Konflikte verarbeiten. Ihr Selbstwertgefühl wird steigen, Sie werden anders mit Ihren Gefühlen umgehen als bisher und ihnen Luft verschaffen, statt sie hinunterzuschlucken. Sie werden ein neues Körpergefühl erlangen. Bis Sie jedoch von Ihren Beschwerden gänzlich befreit sind, liegt noch ein langer Weg vor Ihnen. Gehen Sie ihn jetzt – Sie sind es sich schuldig. Jeder hat das Recht auf ein erfülltes Leben.

Vertrauen zum Therapeuten ist wichtig, denn in der Therapie kommen Gefühle hoch, die man sich jahrelang nicht gestattet hat. Der Blick in das eigene Innere kann unter Umständen große Schmerzen bereiten.

Ambulante Einzeltherapie

Eine Einzeltherapie kann eine psychische Belastung sein: Sie werden über Dinge sprechen, die Ihnen unangenehm sind oder sogar wehtun. Die Wahl Ihres Therapeuten sollte daher sehr sorgfältig erfolgen. Erkundigen Sie sich genau nach dem Verlauf der Therapie und nach den Erfahrungen des Therapeuten mit Ihrer Krankheit. Wenn Sie sich respektiert und ernst genommen fühlen, dann können Sie Ihre Entscheidung treffen. Die gesetzlichen Krankenkassen und viele private bezahlen pro Quartal fünf Probesitzungen.

Bei allen Sitzungen sollten Sie sich so ehrlich wie möglich einbringen, denn nur so kann Ihnen Ihr Therapeut helfen. Auch aktuelle Probleme können und sollten Sie zur Sprache bringen. Ein wesentlicher Vorteil der ambulanten Einzeltherapie ist, dass das gewohnte Umfeld nicht verlassen werden muss. Der Patient begibt sich ein bis zwei Stunden pro Woche in Behandlung. Die Dauer der Therapie beläuft sich auf etwa ein Jahr. Empfehlenswert ist die Einzeltherapie bei Patienten über 18 Jahren bzw. bei solchen, die nicht mehr daheim leben.

Unter den zahlreichen therapeutischen Angeboten gibt es leider auch unseriöse, die viel Geld kosten, dem Patienten aber keine wirkliche Hilfe bringen. Umso wichtiger ist es, bei der Auswahl des Therapeuten besonders kritisch vorzugehen.

Den Therapeuten sorgfältig auswählen

Um einen Therapeuten oder Analytiker zu finden, der sich mit Ihrer Krankheit gut auskennt, wenden Sie sich am besten an die örtliche Beratungsstelle für Essstörungen, an die Suchtberatung, den Frauennotruf oder einen Arzt Ihres Vertrauens. Mädchen und Frauen fühlen sich meist bei Therapeutinnen gut aufgehoben. Nehmen Sie die Wahl Ihres Therapeuten ernst: Er wird Sie für längere Zeit begleiten, und Sie müssen in der Lage sein, ihm Ihr Vertrauen zu schenken. Die Selbsthilfeorganisation ANAD verschickt auf schriftliche Anfrage Adressenlisten von Therapeuten, Kliniken, Selbsthilfegruppen etc. im gesamten Bundesgebiet, teilweise auch in Österreich und in der Schweiz. Die Adresse finden Sie auf Seite 92.

Klärende Vorgespräche führen

Ein Psychologe oder Psychiater sollte nach den ersten Gesprächen den seelischen Status des Patienten einschätzen können und dementsprechend eine Einzel-, Gruppen-, oder Familientherapie vorschlagen. Für Kinder ist beispielsweise eine Einzeltherapie ebenso angebracht wie eine Familientherapie. Auch ein Diätassistent sollte über den Therapeuten ansprechbar sein. Er beurteilt die Ernährungsweise und den Nahrungsbedarf des Patienten und hilft ihm dabei, ein optimales Ernährungsprogramm zusammenzustellen.

Ambivalente Gefühle berücksichtigen

Viele Bulimiker leiden unter ihrem Essverhalten und möchten sich gern davon lösen. Weil sie aber in gewisser Weise auch davon profitieren, haben sie gleichzeitig schreckliche Angst davor. Dem Therapeuten muss bewusst sein, dass der Patient hinsichtlich der Veränderung seines Essverhaltens zwiespältige Gefühle hat. Er darf daher nicht dazu übergehen, das bulimische Verhalten einfach zu beenden oder gar abzuwerten. Die meisten Bulimiker haben selbst viele Male versucht, aus dem Teufelskreis ihrer Abhängigkeit auszubrechen.

Verhaltenstherapie und Psychoanalyse

▶ Die Verhaltenstherapie beruht auf der Annahme, dass der Mensch durch Erfahrungen geprägt ist, die sein Verhalten bestimmen. Diese Therapieform beschäftigt sich ausschließlich mit dem Verhalten des Patienten. Man wird über Ernährung informiert und trainiert ein Antidiätprogramm, die Unterscheidung in »erlaubte« und »verbotene« Lebensmittel wird aufgehoben. Fressanfälle werden durch neue Verhaltensmuster reduziert. Man lernt, Stress durch bestimmte Entspannungstechniken abzubauen. Eine Verhaltenstherapie ist angebracht, wenn man vor allem seine momentanen Probleme in den Griff bekommen möchte. Die Rückfallgefahr ist dabei allerdings nicht zu unterschätzen.

▶ Die Psychoanalyse wendet sich zum einen dem Verhalten, zum anderen der Vergangenheit des Patienten und seiner Kindheit zu. Unterbewusste Blockaden und Traumata werden hier für die Entstehung der Essstörung verantwortlich gemacht. Werden sie bearbeitet, so können sich auch gegenwärtige Probleme lösen. Die Analyse ist meist sehr zeitaufwändig und umfasst zwischen 300 und 400 Stunden. Kürzer ist eine tiefenpsychologische Therapie, die der Analyse von der Vorgehensweise her gleicht, aber durch eine Begrenzung des Behandlungsziels und durch ein konfliktorientiertes Vorgehen eine Konzentration des therapeutischen Prozesses anstrebt. Eine analytische Therapie ist dann sinnvoll, wenn die Situation wenig durch aktuelle Konflikte beeinflusst ist, sondern ein Nachholen von Entwicklung und persönlicher Reife erfordert. Sie eignet sich also für Patienten, die bereit sind, ihre Vergangenheit grundlegend aufzuarbeiten, und weiterhin für Patienten mit einer besonders problematischen Kindheitsgeschichte.

▶ Beide Therapieformen werden von den Krankenkassen bezahlt, wenn der Therapeut eine Kassenzulassung hat. Bei einer Verhaltenstherapie trägt die Kasse maximal 80 Sitzungen à 50 Minuten. Bei einer Psychoanalyse werden mehr Sitzungen übernommen, da sie in der Regel wesentlich mehr Zeit in Anspruch nimmt.

Egal welche Therapie man wählt, eine schnelle Heilung ist illusorisch. Jahrelanges Fehlverhalten kann nicht von heute auf morgen aufgegeben und durch andere Verhaltensstrategien ersetzt werden. Betroffene und ihre Familien benötigen deshalb viel Geduld.

Versteckte Essstörungen diagnostizieren

Eine ganze Reihe von Betroffenen sucht einen Psychotherapeuten auf, um bei einem Problem Hilfe zu suchen, das mit ihren Essstörungen nur am Rande zu tun hat. In manchen Fällen muss der Therapeut sehr genau nachforschen, bis sich die Teile im Gespräch zu einem schlüssigen Ganzen zusammensetzen. So kommt es durchaus vor, dass Patienten die Frage nach Besonderheiten in ihrem Essverhaltens verneinen. Aus ihrer Sicht ist dies auch keine Unwahrheit, denn für die meisten Bulimiker gehören ihre Essensgewohnheiten ganz selbstverständlich zu ihrem Leben dazu, oder sie sind im Moment davon überzeugt, ihre Krankheit im Griff zu haben, weil sie seit einigen Wochen keinen Fressanfall mehr hatten. Wichtig für den Therapeuten ist, dass er im Umgang mit seinem Klienten bis zum Beweis des Gegenteils eine Essstörung nicht ausschließt.

Ziel jeder Therapie ist es, dass der Betroffene seine unerfüllten Bedürfnisse nicht mehr über die Essstörung artikulieren muss, sondern eine neue Sprache findet, die seine Gefühle unmissverständlich zum Ausdruck bringt.

Auf langfristige Verhaltensänderung abzielen

Die Patienten kommen oft mit dem Wunsch zur Beratung, schnell geheilt zu werden. Bulimiker sind in der Regel Perfektionisten mit einem hohen Bedürfnis nach Anerkennung ihrer Leistung. Trotzdem sollte ihnen klar gemacht werden, dass die Behandlung ein Jahr oder länger dauern kann. Je länger die Betroffenen in der Vergangenheit Fressanfälle hatten, desto mehr Zeit ist erforderlich, um dieses Verhalten aufzugeben. Alle psychotherapeutischen Verfahren haben das Ziel, gestörtes Verhalten, Fühlen und Denken zu analysieren und mit Hilfe neuer Erkenntnisse Wege zur Problemlösung zu finden. Um dieses Ziel zu erreichen, wird viel Zeit benötigt. Es handelt sich dabei nicht um eine persönliche Leistung, sondern um eine langfristige Änderung des Verhaltens und eine Verbesserung der Lebensqualität. Es empfiehlt sich daher, die erforderliche Behandlungszeit eher zu hoch als zu niedrig anzusetzen. Zudem sollte sich der Patient auch vergegenwärtigen, dass die Fressanfälle mit Beginn der Therapie nicht abrupt aufhören. Phasen der Entmutigung und auch Rückfälle zu Beginn der Therapie sind daher als normal zu werten.

Fragestellungen in der Therapie

▶ Wie oft leiden Sie an Fressanfällen? – Bei der Beantwortung dieser Frage wird meist stark untertrieben.

▶ Was unternehmen Sie, um zu vermeiden, dass Sie die Kalorien verwerten, die Sie zu sich genommen haben? – Beim Gebrauch von Abführmitteln nehmen die Patienten oft mehr als die empfohlene Dosis ein. Das körperliche Training liegt in der Regel ebenfalls weit über dem Durchschnitt. Üblich sind z. B. Laufstrecken von mehr als 20 Kilometer.

▶ Was war Ihr höchstes und was war Ihr niedrigstes Gewicht? – Diese Angaben geben dem Therapeuten Aufschluss über eventuelle Gewichtsschwankungen.

▶ Was sind Ihr jetziges Gewicht und Ihre Größe? – Das Gewicht bewegt sich oft innerhalb der normalen Grenzen für die Größe. Dies hält ein Essgestörter aber nicht für relevant.

▶ Wo siedeln Sie Ihr Idealgewicht an? – Sehr häufig liegt es vier bis neun Kilogramm unterhalb des Durchschnittsgewichts für die jeweilige Körpergröße.

▶ Sind Sie gewillt, sich von einem Arzt untersuchen zu lassen, damit er bei der Therapie der Bulimie assistieren kann? – Während oder gegen Ende der ersten Sitzung sollte der Therapeut dem Patienten empfehlen, einen Arzt aufzusuchen, um eventuelle Gesundheitsschäden festzustellen.

Gruppentherapie

Eine Gruppentherapie kann parallel zur Einzeltherapie oder zum Selbsthilfeprogramm eingesetzt werden. Die Gruppe kann wertvolle Unterstützung geben. Hier können Probleme mit anderen Bulimikern diskutiert werden, und man muss sein Geheimnis nicht hüten, denn die Themen betreffen alle Anwesenden. Leiter der Gruppen sind erfahrene Ärzte, Psychologen oder Sozialpädagogen. Bei Kindern ist darauf zu achten, dass sie selbstständig Kontakte knüpfen und sich in der Gruppe öffnen. Tun sie dies nicht, so sind sie überfordert.

In einer Gruppentherapie werden bulimische Patienten dazu angeleitet, die eigenen Bedürfnisse zu formulieren und durchzusetzen. Sie lernen dabei auch, sich gegenüber anderen abzugrenzen.

Gemeinschaftliches Engagement

Gruppensitzungen dauern etwa zwei Stunden und werden von sechs bis zwölf Personen besucht, die sich in unterschiedlichen Krankheitsstadien befinden oder ihre Bulimie bereits überwunden haben. Man trifft sich in der Regel einmal pro Woche. Grundlage ist die Bereitschaft, sich in der Gruppe zu engagieren und regelmäßig an den Sitzungen teilzunehmen. Es gibt Selbsthilfegruppen für Familien, für Männer oder auch zum gemeinsamen Kochen und Essen.

Eine Essstörung hat in den meisten Fällen mit den Beziehungen zur Familie oder zum sozialen Umfeld zu tun. Im Mittelpunkt der Gruppentherapie steht daher nicht der Patient allein, sondern das ihn umgebende Gefüge.

Förderung der Beziehungsfähigkeit

In der Gruppentherapie können Dinge erreicht werden, die in einer Einzeltherapie nicht praktikabel sind. Bulimiker neigen dazu, enge Beziehungen zu vermeiden, weil sie die Aufdeckung ihres Geheimnisses fürchten. In der Gruppe besteht kein Grund dazu. Jeder kann sich dem anderen öffnen und seine Hilfe annehmen. Es kann eine sehr wohltuende Erfahrung sein, negative Gefühle gegenüber den Eltern oder gegenüber Ereignissen aus der Vergangenheit mit anderen zu teilen. Man fühlt sich nicht mehr allein und ausgeliefert. Die Unterstützung und Anteilnahme, die unter Gruppenmitgliedern gezeigt wird, ist allerdings nur dann hilfreich, wenn man sich seinen Gefühlen und den zugrunde liegenden Ursachen stellt. In der Gruppe lernen Bulimiker, die Anteilnahme anderer anzunehmen, ohne Angst zu haben, dass jemand ihnen zu nahe tritt. Im Rahmen einer Gruppentherapie können Freundschaften entstehen, die die eigene Freizeitgestaltung bereichern oder dabei helfen, Fressanfälle zu überbrücken, weil man jemanden hat, den man im Notfall anrufen kann.

Vorteile der Familien- und Paartherapie

In manchen Fällen erweist es sich als sinnvoll, die Familie oder den Partner in die Therapie einzubinden. Im gemeinsamen Gespräch lassen sich bessere Lösungen für das Zusammenleben finden. Schließlich ist nie nur ein Einzelner krank. Ursache einer Essstörung sind die Regeln, nach denen die Familie als System besteht. Auf sie richtet sich das Augenmerk der Behandlung. Die Familie, oder bei der Paartherapie die Partner, werden zur diagnostischen und therapeutischen Einheit. Anders als im einzeltherapeutischen Vorgehen findet die individuelle Konfliktverarbeitung und -entwicklung im familiären Interaktionsraum statt. Dies soll zu einer Stärkung der Selbstständigkeit und des Selbstwertgefühls jedes Familienmitglieds führen.

Wann eine systemische Therapie sinnvoll ist

Besonders für die Behandlung von Kindern und Jugendlichen ist eine intensive Auseinandersetzung mit den Beziehungspersonen sinnvoll. Gleiches gilt für junge Erwachsenen, die noch zu Hause leben oder eine starke Bindung an ihr Elternhaus haben. Häufig ist eine angemessene Einschätzung der familiären Beziehungen für den Therapeuten erst durch ein näheres Kennenlernen der Familienmitglieder möglich. Dies wiederum ist die Voraussetzung dafür, dass in Beziehungsblockaden Bewegung kommen kann.

Eine Paartherapie kann sich als sinnvoll erweisen, wenn die Essstörung sich erst im Lauf der Beziehung manifestiert hat oder wenn sie die Partnerschaft extrem belastet.

Gerade bei Kindern macht es wenig Sinn, die Essstörung losgelöst von der Familie zu behandeln. Je jünger sie sind, desto stärker hängen ihre Gedanken, Gefühle und Verhaltensweisen von den Eltern ab.

Das orientierende Familiengespräch

Wenn die Familienangehörigen von Betroffenen zu einem orientierenden Gespräch eingeladen werden, vermeidet man in der Regel ganz bewusst den Begriff »Familientherapie«. Schließlich kann sich mit dem Stichwort die Vorstellung von einer Erkrankung der gesamten Familie verbinden – und ein solcher Gedanke regt unter Umständen die Entstehung von Schuldgefühlen an.

Ziel dieser Therapieform ist es, den Patienten vor weiterer Isolation zu schützen und die familiären Zusammenhänge zu erkennen. Der Therapeut versucht dabei, den Selbstwert und den Familienwert des Betroffenen herauszuarbeiten. Dabei sollen sich alle Gesprächsteilnehmer wohl und sicher fühlen.

Ablauf des ersten Familiengesprächs

▶ Die Familie wird über die äußeren Bedingungen des Behandlungs- und Gesprächsverlaufs informiert: Dazu gehört der Verweis auf die ärztliche Schweigepflicht, die Information über mögliche Gesprächspausen, in der der Therapeut den Raum verlässt, oder über die Benutzung eines Videos zur Aufzeichnung des Gesprächs.
▶ Die Familie wird über die Krankheit des bulimischen Patienten informiert. Gleichzeitig werden von den Familienangehörigen Informationen über ihren Umgang mit der Essstörung gesammelt. Gefragt wird nach Problemen, die sich dabei für jedes einzelne Familienmitglied ergeben. Man hält Ausschau nach Lösungsmöglichkeiten, die sich aus der Sicht der Familie besonders anbieten.
▶ Der Therapeut richtet sich nach den Informationen der Familie und reichert diese gegebenenfalls durch gezielte Fragen und Kommentare an. So kann die Familie veranlasst werden, sich verstärkt mit den Mitteilungen der einzelnen Mitglieder zu beschäftigen, und die Problemstellung kann wesentlich genauer herausgearbeitet werden.
▶ Während des Gesprächs, oft allerdings erst in einem Resümee, teilt der Therapeut seine Beobachtungen mit, bietet Verknüpfungen an und schlägt Übungen vor, um beispielsweise jene Verhaltensmuster zu unterbrechen, mit denen sich die Familienmitglieder gegenseitig zu blockieren scheinen.

Eine Familiengruppentherapie können auch Patienten besuchen, deren Angehörige aus bestimmten Gründen nicht daran teilnehmen. Vielen Essgestörten fällt es leichter, sich zuerst mit den Eltern anderer Betroffener auseinander zu setzen.

Wie viel Zeit eine Familientherapie beansprucht

Die Frequenz und Dauer der Familiengespräche ist verschieden. Die Regel sind zwei bis drei Familiengespräche im Verlauf einer zwölfwöchigen Behandlung. Bei krisenhaften Zuspitzungen können auch kürzere Frequenzen angezeigt sein. Für jedes Familiengespräch sollte man eine Dauer von etwa 90 Minuten veranschlagen.
Familien- und Paartherapien werden nicht von den Krankenkassen bezahlt. Wenden Sie sich bei Interesse an kirchliche oder kommunale Familienberatungsstellen, wo man Ihnen Adressen von speziell in Familien- oder Paartherapie ausgebildeten Therapeuten nennt.

Die systemische Psychotherapie Hellingers

In Bert Hellingers Arbeit wird die Familie als ein System gesehen, aus dem sich keines seiner Mitglieder ausklinken kann. Eltern haben ebenfalls Eltern und stammen aus Familien mit bestimmten Schicksalen und Konstellationen. All dies wirkt sich auch in der jetzigen Familie aus. Wenn in der Vergangenheit etwas Tragisches geschehen ist, so kann sich dies über Generationen hinweg auswirken. Diese Verstrickungen bewusst zu machen und die Familienmitglieder zu einem liebe- und respektvollen Eltern-Kind-Miteinander zu bringen, ist zentrales Anliegen Hellingers. Er ist der Meinung, dass man sich von seinen Eltern nicht befreien kann, da man seine Eltern ist. Die Methode, nach der Hellinger vorgeht, ist das so genannte Familienstellen, eine gruppentherapeutische Form der Kurzzeittherapie. Der Therapeut verändert dabei die Positionen der einzelnen Familienmitglieder in der Aufstellung so lange, bis eine Ordnung gefunden wird, in der sich jeder wohl fühlt. Die Suche nach der Lösung dient dabei nicht nur dem Patienten, sondern darüber hinaus der ganzen Familie.

In Spezialkliniken für Essstörungen steht ein breites Spektrum an Behandlungsmöglichkeiten bereit. Abhängig von der Krankengeschichte des Patienten wird daraus ein auf seine Bedürfnisse zugeschnittener Therapieplan erarbeitet.

Stationäre Therapie

Eine psychosomatische Klinik oder eine Klinik, die sich auf Essstörungen spezialisiert hat, bietet ein breites Spektrum an Behandlungsmöglichkeiten. In der Regel wird hier ein Behandlungsprogramm auf die individuellen Bedürfnisse des Betroffenen zugeschnitten. Betreut werden die Bulimiker von Ärzten, Psychologen, Diätassistenten, Bewegungs-, Gestalt- und Beschäftigungstherapeuten. Empfehlenswert ist ein stationärer Aufenthalt für Alleinstehende, die glauben, ohne fremde Hilfe nicht wieder gesund werden zu können. Wenn das tägliche Umfeld am Arbeitsplatz, in der Familie oder in der Partnerschaft eine zu große Belastung darstellt, kann eine Änderung der Lebensumstände wohltuend sein. Auch bei einer Bulimie, die durch schwere gesundheitliche Schäden sowie durch starke seelische Beeinträchtigungen

Die stationäre Behandlung in einer Klinik empfiehlt sich besonders dann, wenn der Patient in einem sozialen Umfeld lebt, das ihn tagtäglich stark belastet.

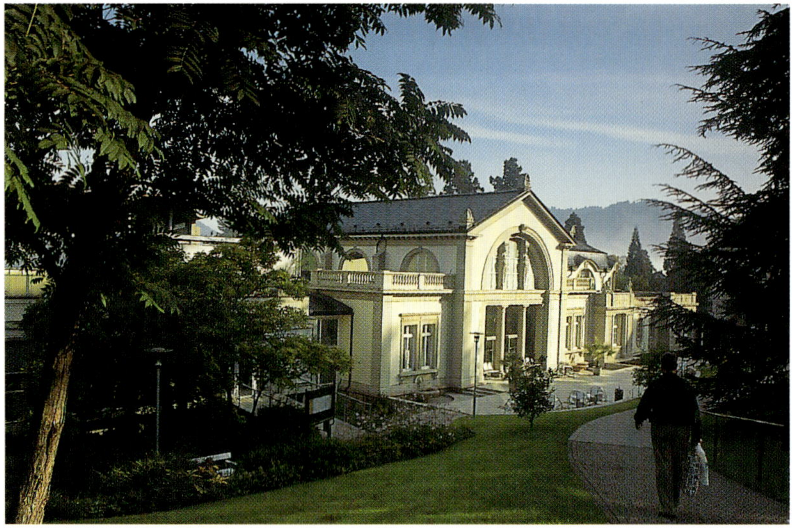

mit Angst- und Panikattacken oder Selbstmordgedanken geprägt ist, empfiehlt sich eine Rundumbetreuung in einer Klinik. Und schließlich ist bei zusätzlichen Alkohol- oder Drogenproblemen sowie bei autoaggressivem (selbst verletzendem) Verhalten ein stationärer Aufenthalt in einem Sanatorium angezeigt.

In der Klinik lebt man in einer völlig anderen Welt. Vielen Patienten fällt daher die Rückkehr in den Alltag schwer. Es empfiehlt sich, in der schwierigen Übergangsphase eine Einzel- oder Gruppentherapie zu besuchen.

Stabilisierung des Gesundheitszustands

Ziele der prästationären Phase sind die Motivierung des Patienten und die Herstellung eines Arbeitsbündnisses. Dabei versuchen die Therapeuten, eine vertrauensvolle und tragfähige Beziehung herzustellen, in der sich der Betroffene respektiert und ernst genommen fühlt. Dazu gehört eine genaue Erklärung des Therapieangebots und der einzelnen Behandlungsschritte. Auf der Grundlage eines Behandlungsvertrags werden die Patienten ganz genau darüber informiert, auf was sie sich einlassen. Während der prästationären Phase findet in aller Regel auch ein Familiengespräch statt.

Die stationäre Therapiephase hat die Stabilisierung des körperlichen Zustands durch die Rückkehr zu einem normalen Essverhalten zum Ziel. Der Patient lernt, das für ihn persönlich geeignete Basisgewicht zu halten. Dabei werden ständiges Hungern und andere gewichtsreduzierende Maßnahmen vermieden. Der Patient nimmt zu festen Essenszeiten mindestens drei gesunde und ausgewogene Mahlzeiten ein und bekommt ein psychodynamisches Verständnis der Erkrankung vermittelt. Auf diesem Weg können sich die Betroffenen bewusst für oder gegen ihre Krankheit entscheiden und eine psychotherapeutische Behandlung angehen.

Das A und O – anschließende Nachbetreuung

Die stationäre Behandlung von Bulimie kann nur als Einstieg in den psychoanalytisch-therapeutischen Prozess dienen. Es empfiehlt sich, im Anschluss eine Einzel- oder Gruppentherapie zu besuchen. Für viele Patienten ist es so leichter, aus dem fremd bestimmten Klinikalltag in ein selbst bestimmtes Leben ohne Essstörung zurückzufinden, und das Erlernte kann vertieft werden. Die psychosoziale Klinikversorgung sieht während dieser poststationären Phase überdies Hilfestellung bei der Wohnungssuche, Berufsfindung und Freizeitgestaltung vor. Die Betroffenen werden auch nach der Behandlung bei der Kontaktaufnahme mit Selbsthilfegruppen, Behörden oder Frauenberatungsstellen unterstützt. Erkundigen Sie sich im Vorfeld, ob und wie die Klinik für die Nachsorge vorbereitet ist. Der Aufenthalt in einer Klinik kann zwischen sechs Wochen und einem halben Jahr dauern.

Bei einer teilstationären Therapie verbringen die Patienten den Tag nach einem festgelegten Stundenplan in der Klinik. Den Abend gestalten sie – auch in Bezug auf ihre weitere Ernährung – eigenverantwortlich.

Teilstationäre Therapie

Ein neueres Konzept stellt die teilstationäre Therapie dar. Sie ist ähnlich intensiv wie die stationäre Behandlung, weil die Betroffenen im Alltag betreut werden, lässt ihnen aber gleichzeitig ein normales Lebensumfeld, in dem sie wohnen, arbeiten und ihren Freizeitbeschäftigungen nachgehen können. Tageskliniken oder Therapiezentren für Essstörungen bieten das gleiche Behandlungsprogramm an wie psychosomatische Kliniken, nur eben tageweise. Am Abend können die Patienten nach Hause gehen.

Therapeutische Wohngemeinschaften

Als sehr erfolgreich hat sich auch ein neuartiges, teilstationäres Therapiekonzept namens »pathways« erwiesen. Hier leben Betroffene in Wohngemeinschaften zusammen und sind im Alltag füreinander da. Zusätzlich werden alle Mitglieder der Wohngemeinschaften intensiv durch Einzel-, Gruppen-, Familien- oder Paartherapie, Tanz- und Körpertherapie betreut. Ein Antidiätprogramm unter Anleitung von Ernährungsberatern und Pädagogen hilft dabei, wieder genussvoll essen zu lernen. Zusätzlich wurden ein telefonischer Bereitschaftsdienst für den Notfall und ein Nachtdienst eingerichtet. Das »pathways«-Therapieprogramm gibt es bisher allerdings nur in München.

Therapeutische Wohngemeinschaften fördern nicht nur die Übernahme von Eigenverantwortung, sondern auch den Aufbau von Beziehungen und Freundschaften. Sie erleichtern die Ablösung von zu Hause.

Der Schritt in die Selbstständigkeit

Das Konzept richtet sich an junge Frauen und Mädchen, Jungen und junge Männer ab 16 Jahren mit Essstörungen. Es ist besonders geeignet für Patienten, die sich im Lauf ihrer Krankheit stark isoliert haben. Es spricht Bulimiker an, die sich aus dem Elternhaus lösen, aber nicht ganz allein sein möchten oder nach einem Klinikaufenthalt eine Übergangslösung zur vollen Eigenständigkeit suchen. Voraussetzungen sind u. a. die Fähigkeit, mit anderen zusammenzuleben, eigenverantwortlich Aufgaben in der Wohngemeinschaft (WG) zu übernehmen und einer geregelten Beschäftigung wie Schule, Ausbildung oder Job zumindest halbtags nachzugehen. In den Beziehungen zu den anderen Mitbewohnern können sich die Betroffenen gegenseitig in der Bewältigung ihrer Essprobleme und anderer kleiner Alltagsprobleme motivieren und unterstützen. Im Umgang mit anderen Menschen sammeln sie dabei positive und bestätigende Erfahrungen. Beim Austausch in der Gruppe entwickeln sie neue Beziehungsfähigkeiten und lernen, sich Konflikten zu stellen und sie zu lösen. Sie üben sich aber auch darin, positive Erlebnisse zu teilen. Die Kosten für das Therapieprogramm übernehmen die meisten Krankenkassen. Der WG-Platz kann vom Jugendamt oder vom Sozialhilfeträger finanziert werden. Die Adresse von »pathways« finden Sie auf Seite 93.

Entspannungstraining

Als besonders wirkungsvoll bei der Behandlung von Bulimie haben sich zwei körperbetonte Entspannungstherapien erwiesen: das autogene Training und die progressive Muskelrelaxation nach Jacobson. Sie zeichnen sich durch universelle Anwendbarkeit, gute Kombinierbarkeit mit anderen psychotherapeutischen Methoden, rasche Wirksamkeit in Belastungssituationen und schnelle Erlernbarkeit aus. Ziele beider Therapieformen sind Selbstberuhigung und Angstabbau, der bessere Umgang mit Gefühlen, die Herstellung von Ruhe und Gelassenheit und schließlich eine ausgeglichenere Grundhaltung.

Gezielte Entspannungsübungen helfen dabei, sich mit dem eigenen Körper auszusöhnen. Sie schenken zudem das notwendige innere Gleichgewicht, um mit Heißhungerattacken besser umzugehen.

Autogenes Training

Autogenes Training ist eine systematische Selbstentspannungsmethode, die auf der Autosuggestion aufbaut. Die Konzentration auf bestimmte Körperteile führt dabei zu wahrnehmbaren und physiologisch messbaren Körperveränderungen. Die Zentrierung auf den eigenen Körper bei gleichzeitiger Distanzierung von allen Außenreizen führt zu einer ganzheitlichen Entspannung. Mit Hilfe der Übungen gewinnt man eine positivere Einstellung, innere Ruhe und vor allem mehr Gelassenheit. Die Kosten für autogenes Training werden von den Krankenkassen übernommen.

Progressive Muskelrelaxation

Die progressive Muskelrelaxation gründet auf der Erkenntnis, dass jedes Angst- und Stressgefühl mit Spannungen verbunden ist. Diese gehen mit Muskelkontraktionen und Muskelverspannungen einher. Werden die Muskeln im Gegenzug mit Hilfe erlernbarer Techniken entspannt, verschwinden auch die Angst- und Stressgefühle. Die progressive Muskelrelaxation setzt daher die systematische Anspannung und Entspannung verschiedener Muskelgruppen ein. Dabei wird das Ziel verfolgt, einen Zustand tiefer körperlicher und seelischer Entspannung und Zufriedenheit zu erreichen.

Schulung der Körperwahrnehmung

Bulimiker leiden unter einem gestörten Verhältnis zu ihrer Körperlichkeit. Gezielte Entspannungsübungen sollen den Betroffenen helfen, ihren Körper besser wahrzunehmen und positiver zu erfahren.

Die Schulung der eigenen Körperwahrnehmung ist wesentlicher Bestandteil bei der Therapie von Essstörungen. Durch aufeinander folgende Übungen für alle Körperpartien kann man sich auf seinen Körper als Ganzheit konzentrieren und sich von der Fixierung auf einzelne Regionen wie etwa Bauch oder Hüften lösen. Langfristig können beide Therapiearten, sowohl autogenes Training als auch progressive Muskelrelaxation, zur Korrektur des oft stark verzerrten Körperbilds der Betroffenen beitragen.
Durch das Erspüren des eigenen Körpers und das Vertrautwerden mit seinen physiologischen Reaktionen ist bei beiden Verfahren ein angstfreier Zugang zum eigenen Körper möglich. Die Betroffenen können zudem aktiv gegen ihre Ängste vorgehen und gewinnen dadurch mehr Kontrolle über sich. Bei Bulimikern hat sich speziell die progressive Muskelrelaxation als sehr hilfreich erwiesen. Autogenes Training und progressive Muskelrelaxation helfen, den eigenen Körper besser wahrzunehmen, einen positiven Zugang zum eigenen Körper zu finden und ihn liebevoll anzunehmen. Sie werden deshalb bei der Behandlung von Essstörungen immer häufiger eingesetzt.

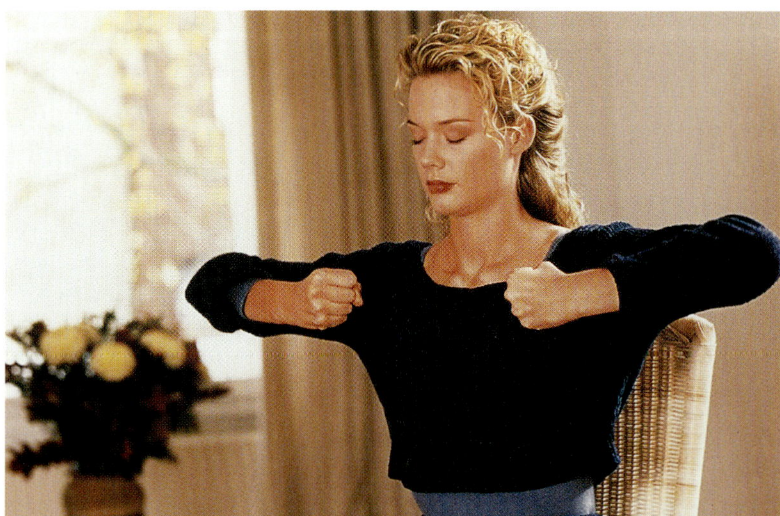

Essgestörte erleben Körper, Geist und Seele nicht als Einheit. Durch autogenes Training lernen sie, in sich hineinzuhorchen und einzelne Körperregionen intensiv wahrzunehmen.

Unterschiedliche Zielgruppen

Das autogene Training gibt die Möglichkeit einer engeren Beziehung zum Therapeuten und kommt dem Patientenwunsch nach Fürsorge und Versorgtwerden stärker entgegen. Dafür setzt es größere intellektuelle Fähigkeiten als die progressive Muskelrelaxation voraus.
Die progressive Muskelrelaxation hingegen eignet sich besonders für Patienten mit geringer Motivation zu einer Behandlung ihrer Krankheit. Sie hat sich auch bei einer grundsätzlichen Abwehrhaltung gegen Psychotherapie bewährt. Im Vergleich zum autogenen Training erfordert sie jedoch etwas mehr körperliche Stabilität.
Beide Entspannungsverfahren sind besonders für Patienten zu empfehlen, zu denen mit verbalen Verfahren nur schwer ein therapeutischer Zugang zu finden ist.

Entspannungsübungen sind für viele Betroffene anfangs eine große Überwindung. Es fällt ihnen schwer, sich auch tagsüber einmal Ruhe zu gönnen, ohne dabei an etwas Konkretes zu denken oder etwas Produktives zu tun.

Einbindung in die tiefenpsychologische Therapie

Die Patienten können bei einer Entspannungstherapie loslassen und die Kontrolle abgeben. Gleichzeitig haben sie auch die Möglichkeit, die Entspannung zu beenden, wenn sie möchten, und so dem oft angstbesetzten Kontrollverlust zu begegnen. Beide Entspannungsmethoden lassen sich gut in ein tiefenpsychologisch fundiertes Behandlungskonzept einbauen. Gefühle und Wahrnehmungen, die während der Übungen auftreten, können beispielsweise in der Einzeltherapie aufgegriffen und bearbeitet werden.

Bessere Erfolgsaussichten in der Gruppe

Beide Verfahren werden meist in Gruppen unterrichtet und gelernt. Die Gruppengröße sollte beim autogenen Training nicht mehr als zwölf, bei der progressiven Muskelrelaxation nicht mehr als 20 Teilnehmer betragen. Der Unterricht in der Gruppe hat verschiedene Vorteile: Die Patienten können an den Erfahrungen der anderen Teilnehmer partizipieren und sich gegenseitig unterstützen. Wegen des erwünschten Austauschs sind geschlossene Gruppen sinnvoll.

Die Gruppentreffen zum Erlernen der Entspannungstechniken finden in der Regel einmal wöchentlich über einen Zeitraum von zehn Sitzungen statt. Zu empfehlen ist die Teilnahme an mindestens zwei Gruppenstunden pro Woche.

Bei einer Bewegungstherapie lernt der Patient, seinen Körper wieder ganz bewusst wahrzunehmen. Dabei kann vieles an die Oberfläche gelangen, was vorher verdrängt wurde und in einem Gespräch vielleicht verborgen bliebe.

Konzentrative Bewegungstherapie

Eine ganzheitliche Psychotherapie sollte stets den Körper des Patienten in den therapeutischen Prozess mit einbeziehen. Besonders bei Essgestörten, die sich ihrer Körperlichkeit entfremdet haben, ist die Einbindung des Lernziels Körperbewusstsein von großer Bedeutung für den Heilungsprozess. Neben anderen körperorientierten Verfahren bietet sich hier die konzentrative Bewegungstherapie (KBT) an.
Die KBT ist eine tiefenpsychologisch fundierte Therapiemethode, bei der die subjektive Wahrnehmung und die körperliche Bewegung als Grundlage für das Denken, Fühlen und Handeln genutzt werden. Dieser Definition liegt der Gedanke zugrunde, dass Bewegung immer auch Erlebnis und Erfahrung für einen Menschen darstellt. Bei der Ausbildung eines Körperbilds spielt das Bewegungsvermögen eines Menschen eine wesentliche Rolle. Erst durch die Bewegung fühlt und erkennt man seinen Körper als etwas Lebendiges, Beseeltes.

Erschließung neuer Ausdrucksmöglichkeiten

Besonders geeignet ist die KBT auch für Patienten, die bestimmte Erfahrungen, die für die Entwicklung ihrer Krankheit ausschlaggebend waren, nicht in Worte fassen können und wollen. Sie haben in der KBT die Möglichkeit der »freien Körperassoziation« und können auf dieser Grundlage bestimmte frühkindliche Geschehnisse in der Bewegung darstellen. Schließlich geht man davon aus, dass viele Patienten mit einer Essstörung sehr früh in ihrer Entwicklung gebremst wurden, meist schon vor dem Beginn der Sprachentwicklung. In einem so genannten Handlungs- bzw. Erfahrungsteil regt der Therapeut das Erleben des eigenen Körpers und des Raums sowie die Erfahrung von Be-

ziehungen (Objektbeziehungen) auf präverbaler und nonverbaler Ebene an. Der Therapeut ermuntert den Patienten dabei zu freien Körperausdrucksassoziationen, die er nach seinen eigenen Möglichkeiten ausgestalten kann. Im anschließenden Gesprächsteil wird das Erlebte gemeinsam reflektiert und für den Patienten gedeutet.
Konzentrative Bewegungstherapie kann im Rahmen einer stationären Behandlung ebenso stattfinden wie in der Einzel- oder Gruppentherapie. Empfohlen wird die Teilnahme an zwei Sitzungen pro Woche, die jeweils 90 Minuten dauern.

Vielen Essgestörten fehlt es an Möglichkeiten, ihre Empfindungen auszudrücken. Gestalt- und Bewegungstherapien schaffen hier ein Ventil und können außerdem zu völlig neuen, befriedigenden Freizeitbeschäftigungen werden.

Gestalttherapeutische Verfahren

Im psychotherapeutischen Alltag geraten Patient und Therapeut nicht selten an die Grenzen sprachlichen Ausdrucks. Vielen Patienten fällt es schwer, Zusammenhänge zwischen körperlichem Ausdruck und unbewusstem Erleben zu erkennen und sich so in den psychotherapeutischen Prozess einzubringen. Oft besteht auch eine tief sitzende Abwehrhaltung, die daran hindert, Gefühle und Erlebtes auszusprechen. Ein reines Gesprächsverfahren stößt zudem häufig auf Schwierigkeiten bei der sprachlichen Vermittlung seelischer Prozesse.
Andere Zugänge nonverbaler Natur helfen dabei, die begrenzte Zeit, die für die Psychotherapie zur Verfügung steht, effektiv zu nutzen. Unter dem Begriff »Gestalttherapie« haben sich in Abgrenzung von der Beschäftigungs- und Arbeitstherapie besondere psychotherapeutische Verfahren entwickelt, von denen die Mal-, Ton- und Musiktherapie heute die wichtigsten sind. Die Kosten für eine Gestalttherapie werden von den Kassen nicht übernommen. Bei der Gestalttherapie geht es weniger um die frühkindliche Prägung durch die Familie als um die Bearbeitung aktuell ablaufender Prozesse. Die Erfahrung im Hier und Jetzt ist am wichtigsten. Der Patient wird dazu angeleitet, Eindrücke, Erfahrungen und Träume darzustellen. Dabei versucht der Therapeut, die Erfahrungen zu intensivieren, damit der Patient sein nicht akzeptiertes Verhalten (wie z. B. seine Essgewohnheiten) annehmen kann. Erst dann wird eine Veränderung möglich.

Inneren Bildern Form verleihen

Bei der Behandlung von Essstörungen hat sich die assoziative Mal- und Tontherapie als äußerst erfolgreiche Zusatzbehandlung erwiesen. Ziel dieses Therapieverfahrens ist es, ähnlich wie in den Nachtträumen Gedanken, Phantasien und Empfindungen des Patienten sichtbar zu machen. Der Zugang zur Psychodynamik des Krankheitsprozesses und zu dem Konflikt, der der Krankheit zugrunde liegt, wird durch diese Therapie erweitert und oft auch beschleunigt. Durch einen zufällig entstehenden Einfall wird eine Brücke geschlagen zwischen einem spontan entstandenen Bild aus der vor- und unbewussten Schicht und der sprachlich bewussten Ebene. Dieses Bild kann anschließend in die tiefenpsychologische, verbale Therapie übergehen oder dort weiter interpretiert werden.

Bilder oder gestaltete Objekte sollen im Rahmen eine begleitenden Therapie nicht reflektiert, sondern ganz intuitiv entstehen. Der Patient lässt seine Gedanken und Gefühle direkt in das Objekt einfließen.

Maltherapie

Am Beginn der Maltherapie steht für jeden Patienten ein ausführliches Gespräch mit dem Maltherapeuten. Besondere Vorkenntnisse und Fähigkeiten sind für dieses Therapieverfahren nicht erforderlich. Am wichtigsten ist eine gelassene Grundeinstellung. Man sollte ganz entspannt abwarten, was spontan in den Malstift oder den Pinsel hineinfließt, und sich von ästhetischen Vorstellungen und jeglichem Erfolgszwang frei machen.

Zudem werden die Patienten angeregt, ihre Gedanken und Einfälle zum fertigen Bild niederzuschreiben, desgleichen die Gefühle und Empfindungen, die die verschiedenen Farben und Formen auslösen. Nach längerer Betrachtung des Bilds können die Patienten in Gang kommende Prozesse mitteilen. Dazu gehören beispielsweise Teile eines Konflikts oder damit verbundene Aggressionen oder Ängste.

Viele Patienten, die sich am Anfang nur wenig Phantasie und Farbempfinden zutrauen, sind erstaunt darüber, wie sehr sie sich vom Malen begeistern lassen. Sie sind überrascht über ihre unerwarteten kreativen Möglichkeiten und den bisher verborgen gebliebenen Zugang zu ihrem Unbewussten.

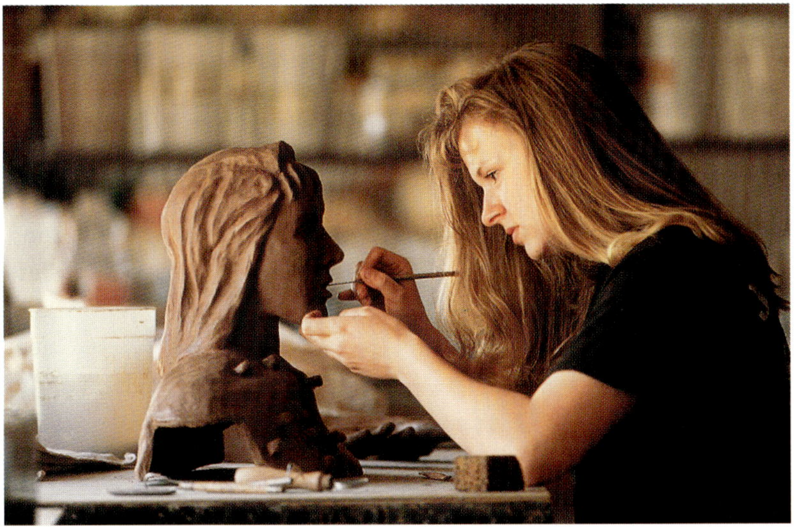

Das Ausdrücken innerer Konflikte in Farben und Formen fällt vielen Patienten leichter als eine bewusste sprachliche Mitteilung. Eine Tonarbeit oder ein Bild kann über ihre momentane Befindlichkeit Aufschluss geben.

Gestalten allein und in der Gruppe

Die Patienten entscheiden sich für bestimmte Materialien und beginnen dann mit dem zeichnerischen oder malerischen Gestalten. In manchen Gruppen entsteht gelegentlich auch der Wunsch nach einem gemeinsamen Bild. Einige Patienten schließen sich zusammen und kommunizieren mit Farben auf großflächigem Papier miteinander. Dabei erleben sie die Begegnung mit anderen und erlernen die Fähigkeit anzunehmen, zuzulassen und zu vertrauen. Sie erfahren etwas vom anderen und gleichzeitig über sich selbst

Patienten, denen der Zugang zum Malen schwer fällt, erhalten durch die Gruppenarbeit Motivation. Durch die Integration in die Gemeinschaft können sie innere Widerstände abbauen.

Bilder und Tonarbeiten können dem Patienten Erkenntnisse vermitteln, die er durch bloßes Nachdenken nicht gewinnen kann. Ihre anschließende Analyse sensibilisiert sowohl die Selbst- als auch die Fremdwahrnehmung.

Tontherapie

Das Gestaltungsmaterial Ton erhält durch den direkten Kontakt zur Hand des formenden Menschen eine besondere Aussagekraft. Die Arbeit mit Ton wirkt überdies höchst entspannend und noch positiver auf das Selbstwertgefühl als das Malen und Zeichnen.

Zu Beginn werden die Patienten in die Technik eingewiesen; sie erfahren, wie man Gefäße formen und Werkstücke herstellen kann. Dem folgt im zweiten Schritt die assoziative Gestaltung mit Ton. Dabei werden wie beim Malen über das frei geschaffene Werk Empfindungen und Konflikte ausgedrückt.

Die Mal- und Tontherapie hilft dem Patienten, sich in seinen Werken assoziativ und kreativ mitzuteilen. Es wird ihm ermöglicht, sich im Bild oder in der Tonarbeit an unbewusste Konflikte zu erinnern und somit bisher ungenutzte Entwicklungsmöglichkeiten zu fördern. Die Bilder und Tonfiguren stellen auch eine Begegnung zwischen der inneren Welt des Patienten und der Außenwelt her. Sie werden so zum Vermittler zwischen beiden Welten und helfen dem Patienten gleichzeitig, seine innere Welt von der äußeren zu trennen.

Das katathyme Bilderleben ist ein therapeutisches Verfahren, das nicht ganz einfach zu erlernen ist. Spontane Skizzen auf einem Blatt Papier helfen zu Beginn dabei, die Bilder festzuhalten und weiterzuentwickeln.

Bedeutung für die Einzeltherapie

Bilder, Tonarbeiten und die schriftlich festgehaltenen Gedanken und Empfindungen werden im Anschluss in die verbale Einzeltherapie übernommen. Somit wird das Bild oder das tönerne Werk, sein Inhalt und das assoziative Material zu einem wichtigen Bestandteil im tiefenpsychologischen Prozess, wo sie eine treibende Kraft für die verbale Psychotherapie darstellen.

Nicht zuletzt fließen in das Werk häufig auch Empfindungen und Erfahrungen aus anderen Therapien ein, z. B. aus der Musiktherapie oder dem autogenen Training.

Katathym-imaginative Psychotherapie

Der Begriff »katathym« ist griechischen Ursprungs. Er bedeutet so viel wie »gemäß« (griechisch = »kata«) und Seele oder Gefühlshaftigkeit (griechisch = »thymos«). Bereits Homer verwendete das Wort synonym für »vom Herzen kommend«. Im therapeutischen Bereich verwendet man »katathym« für gefühlsmäßige oder vom Affekt gesteuerte Bild- und Erlebnisinhalte. In katathymen Vorstellungen lassen sich psychodynamische Prozesse abbilden. Unbewusste Konflikte finden dabei ihren symbolhaften Ausdruck, weshalb für dieses von einem Therapeuten gelenkte Verfahren auch der Begriff »Symboldrama« geläufig ist. Man geht dabei davon aus, dass im Zustand der Entspannung häufig imaginative Phänomene auftreten. Diese Art des Tagtraums folgt dem Prinzip der psychoanalytischen Traumarbeit und beruht auf Trancetechniken. Seinen Tagtraum teilt der Patient seinem Therapeuten im Augenblick seines Entstehens mit.

Die Macht der Vorstellung nutzen

Das katathyme Bilderleben benötigt zur Anregung der Projektion keine materielle Vorlage. Die optische Phantasie des Patienten reicht aus, um den unbewussten Konflikt im Tagtraum darzustellen. Dann wird der Patient aufgefordert, sich zu entspannen und ruhig zu atmen, so als ob er einschlafen würde. Zu Beginn der Therapie hat es sich bewährt, dem Patienten bestimmte Motive für den Tagtraum vorzuschlagen. Diese Motive rufen Antworten auf unbewusste Konfliktsituationen hervor. Der Patient wird überdies dazu angeregt, nicht nur das Bild zu beschreiben, das in ihm entsteht, sondern es auch sinnlich durch alle Wahrnehmungsqualitäten wie Fühlen, Riechen und Hören zu bereichern. Körperwahrnehmungen gilt es ebenso zu beschreiben wie die Gefühle, die die Bilder begleiten.

Tagträume werden durch Reize aus unserer Umgebung ausgelöst. Das Gehirn knüpft daran Assoziationen und schickt uns so » auf die Reise«. Ausgebildete Therapeuten können aus Tagträumen auf innere Zustände schließen.

Imaginäre Reise in die Vergangenheit

In der weiteren Therapiearbeit werden dann als Vorstellungsmotive Begegnungen mit Bezugspersonen angeregt. Das Eingreifen des Therapeuten in den Tagtraum dient lediglich dazu, den Fluss der inneren Bilder zu fördern, den Patienten zu ermutigen und zu unterstützen. Die Patienten können sich in Kindheitsszenen wiederfinden und sie intensiv durchleben. Hierbei kann es zum Wiederauftauchen bestimmter Konflikte kommen, oft aber auch zum Erinnern von harmonischen, wohltuenden Kindheitsszenen. Letzteres ist ein Phänomen, das für die Weiterbehandlung Essgestörter von besonderer Bedeutung ist und Lösungsansätze bieten kann.

Kreatives Potenzial freisetzen

Bei bulimischen Patienten muss der Suchtcharakter der Erkrankung noch stärker berücksichtigt werden als bei Magersüchtigen. Die Fähigkeit zur Selbstverwirklichung ist ihnen im Lauf ihrer Krankheit abhanden gekommen. Nicht selten verspüren sie sogar ein inneres Verbot zur Selbstverwirklichung. Sie folgen mehr oder weniger bewusst den Vorgaben anderer und haben Schwierigkeiten, eine eigene Geschichte für sich zu (er)finden. Aus diesem Grund ist es ein wichtiges Ziel in der Therapie der Bulimie, Selbstkonfrontationen – wie sie mit dem katathymen Bilderleben einhergehen – anzuregen.

Man kann sowohl bulimischen als auch magersüchtigen Patienten viel Auseinandersetzung mit sich selbst zumuten. In der Aufforderung zur Schaffung innerer Bilder liegt zugleich eine Aufforderung zur kreativen Selbstverwirklichung. Das katathyme Bilderleben ist hervorragend dazu geeignet, ein Identitätsgefühl zu fördern, Emotionalität zu entwickeln und sich der sinnlichen Wahrnehmung von Innen- und Außenwelt zuzuwenden – besonders unter Einbeziehung der eigenen Körperlichkeit. Voraussetzung für diese Therapieform ist ein gutes Vorstellungsvermögen des Patienten.

Begleitend zum Verfahren des katathymen Bilderlebens sind körpernahe Erlebnisse durch Atemtherapie oder konzentrative Bewegungstherapie empfehlenswert.

Essstörungen haben eine stark eingeschränkte, verzerrte Wahrnehmung zur Folge. Die Patienten müssen in kleinen Schritten lernen, sich selbst, ihren Körper und die Umwelt mit allen Sinnen in sich aufzunehmen.

Frequenz und Dauer

Im Rahmen einer stationären Therapie kann die Zahl der therapeutischen Sitzungen zwischen 12 und 180 schwanken. Empfohlen wird die Teilnahme an ein bis drei Wochenstunden. Die Therapie beginnt mit einer biografischen Bestandsaufnahme. Vor den einzelnen Behandlungsstunden erfolgt jeweils ein kurzes Vorgespräch. Die Tagträume werden entweder noch in derselben Sitzung oder in der darauf folgenden besprochen. Das Material der Tagträume wird in der Einzeltherapie vertieft und entschlüsselt. Ambulant wird dieses Verfahren von den Kassen nicht bezahlt.

Musiktherapie

Die Verwendung von Musik oder Elementen wie Klang und Rhythmus als Übermittler und Träger des psychotherapeutischen Prozesses ist die Besonderheit der Musiktherapie. Auch hier findet ein Dialog statt, der in Gang gesetzt wird, um Verhalten und Leidenszustände zu beeinflussen. Heute unterscheidet man zwischen rezeptiver und aktiver Einzel- und Gruppenmusiktherapie, wobei der aktiven Musiktherapie der größere Raum eingeräumt wird. Darin finden Kommunikation, Handeln und Entscheidungen ebenso ihren Platz wie Spiel, Tanz und Bewegung. Im Gegensatz zur rezeptiven Musiktherapie, die mit Hilfe unterschiedlicher Musikformen tiefere Schichten des Unterbewusstseins anspricht, nutzt die aktive Musiktherapie in der freien Improvisation die kreativen Möglichkeiten des Patienten im Zusammenspiel mit einem Therapeuten oder anderen Teilnehmern einer Gruppe.

Ähnlich wie die Mal- und Tontherapie stellt auch die Musiktherapie nicht das Gespräch, sondern den inneren Ausdruck in den Vordergrund und versucht, das kreative Potenzial des Patienten zu aktivieren.

Lösung emotionaler Blockaden

Bei der Musiktherapie werden Essgestörte dazu ermutigt, die im Lauf der Behandlung entstehenden krisenhaften Belastungen, Ängste, Rückfälle und Depressionen in musikalischen Bildern und Klängen auszudrücken und sich so den dahinter liegenden Konflikten und Gefühlen anzunähern. Im Lauf der Musiktherapie stellen sich positive Erlebnisse ein wie die Lust am Spiel, die Entdeckung schlummernder Möglichkeiten und die Einsicht in die persönliche Situation.

Aus der umfangreichen klinischen Literatur lässt sich schließen, dass die Musiktherapie in vergleichbaren Zeitspannen ebensolche Erfolge erzielt wie die verbalen Psychotherapien. Dabei wird die Musiktherapie vor allem zur Behandlung der so genannten Grundstörung empfohlen, also der frühen Störung der Mutter-Kind-Beziehung, die von Seiten der Patienten nur ganz selten in Worte gefasst werden kann. Die Musiktherapie unterstützt die Neubelebung der stützenden und wachstumsfördernden Potenziale eines Menschen ebenso wie die der konfrontierenden und ordnungssetzenden. Denn Musik trägt ganz allgemein zur Lösung von emotionalen Blockaden bei.

Bulimie ist vermeidbar

Je früher bulimisches Verhalten als solches identifiziert und erkannt wird, desto wirkungsvoller sind Maßnahmen, die die Intensität und Dauer der Erkrankung reduzieren. Man nennt dies sekundäre Prävention. Sie greift vor allem bei der Risikogruppe der Jungen und Mädchen kurz vor und während der Pubertät. Entwicklungspsychologisch gesehen kann in dieser frühen Entwicklungsphase die Ausprägung einer Essstörung aufgehalten oder sogar verhindert werden. Einer der wichtigsten Zugänge zu einer Früherkennung umfasst die Kenntnis der Krankheitssymptome. Hier ist vor allem die Aufmerksamkeit der Angehörigen, Erzieher und Lehrer gefragt.

Die kritische Abgrenzung von gesellschaftlichen Normen, zu denen auch die Esskultur und das gerade herrschende Schönheitsideal zählen, stärkt die Persönlichkeit und kann die Entstehung einer Essstörung von vornherein verhindern.

Das Übel an der Wurzel packen

Bulimie ist eine Störung, an deren Anfang meist Unzufriedenheit mit dem eigenen Gewicht steht. Für die meisten Betroffenen setzt diese Unzufriedenheit in der Pubertät ein und hält bis ins Erwachsenenalter vor. Ein alternativer Ansatz verfolgt das Ziel, durch gezielte Aufklärungsarbeit der Risikogruppe in der Schule zur sekundären Prävention beizutragen. Informationen über die Anzeichen und Gefahren der Essstörung und ihre erfolgreiche Behandlung bei einer Diagnose im Frühstadium können betroffenen Mädchen und Jungen helfen. Auf diese Weise wird der Zugang zu einer frühzeitigen Behandlung erleichtert. Zusätzlich zu dieser Maßnahme ist es sinnvoll, bestimmte Berufsgruppen wie Ärzte oder Pädagogen in der Früherkennung einer Bulimie und ihrer Behandlung zu schulen.

Schädliche Umwelteinflüsse einschränken

Fachleute auf dem Gebiet der Essstörungen gehen angesichts der dramatischen Zuwächse in den letzten Jahren dazu über, gesetzgeberische Initiativen zu fordern, um verschiedene Aspekte des gesellschaftlichen Schlankheitswahns zu regulieren. Ähnlich wie Zigarettenschachteln detaillierte Warnhinweise vor den gesundheitlichen Risiken des Rauchens tragen, sollten Diätprodukte mit drastischen Warnungen vor den möglichen Folgen des herrschenden Schlankheitswahns versehen werden. Firmen und Hersteller, die ihre Schlankheitsprodukte oder -programme mit einseitigen Erfolgsversprechungen anpreisen, sollten die Anpreisungen entsprechend zurücknehmen, die schädlichen Nebenwirkungen mit in den Werbetext aufnehmen und nicht wie üblich auf den Beipackzettel verweisen.

Mit dem Schlankheitskult lässt sich ein gutes Geschäft machen: Findige Hersteller bringen stets neue Diätprodukte und Abspeckpillen auf den Markt, deren gesundheitliche Risiken von den Verbrauchern meist unterschätzt werden.

Auch die Schulen sind gefordert

Zu Hause ebenso wie in der Schule lernen Jungen wie Mädchen, dass körperliche Attraktivität eine Grundbedingung für die Beliebtheit bei Gleichaltrigen und beim anderen Geschlecht ist. Eine Aufklärungsarbeit, die sich vor allem an Eltern und Lehrer richtet, sollte sich gegen eine Überbewertung des Äußeren in der Erziehung aussprechen. Auch der Zynismus der Medien sollte herausgestellt werden, der bei vielen Models Essstörungen in Kauf nimmt, um Träume zu produzieren, die bei sensiblen Menschen schwere Erkrankungen auslösen können. Der Schulunterricht sollte zur Entwicklung eines positiven Körper- und Selbstbilds genutzt werden und zudem über eine gesunde und ausgewogene Ernährung informieren.

Gesellschaftliche Zwänge hinterfragen

Eine interessante Frage ist, warum die Gesellschaft Dünnsein so hoch bewertet und extreme Maßnahmen zur Erreichung dieses Schönheitsideals duldet. Sozialwissenschaftler weisen immer wieder darauf hin, dass der Schlankheitskult ein wirksames Mittel darstellt, Menschen von höheren Lebenszielen wie ihrer Selbstverwirklichung fernzuhalten. Um der Risikogruppe der Kinder und Jugendlichen in der Pubertät zusätzliche Belastungen zu ersparen, sollten Eltern und Erzieher die Entwicklung eines gesunden Körperbewusstseins und eines stabilen Selbstwertgefühls anstreben. So haben die Kinder eine Chance, mit dem gesellschaftlichen Druck, der in eine Essstörung münden kann, besser fertig zu werden.

Adressen

Beratungsstellen

Dick und Dünn
Beratung bei Eßstörungen e.V.
Innsbrucker Straße 25
10825 Berlin
Tel. 030/854 49 94

Nationale Kontakt- und Informationsstelle NAKOS
Albrecht-Achilles-Straße 65
10709 Berlin
Tel. 030/891 40 19

Selbsthilfe- und Kontaktstelle
St.-Georgstraße 109
18055 Rostock
Tel. 03 81/379 27 59

Kontaktstelle für Selbsthilfe
Seestraße 25 b
19053 Schwerin
Tel. 03 85/56 27 81

Die Brücke
Zentrum für Beratung und Psychotherapie e. V.
Walddörferstraße 337
22047 Hamburg
Tel. 040/450 44 83

Frauengesundheitszentrum
Elsflether Straße 29
28209 Bremen
Tel. 04 21/3 80 97 47

Elternkreis eßgestörter Töchter und Söhne
Heidkruger Weg 10
28259 Bremen
Tel. 04 21/58 39 34

Beratungsstelle für Eßstörungen Kabera e.V.
Kölnische Straße 22
34117 Kassel
Tel. 05 61/78 05 05

Institut für Eltern- und Jugendberatung
Domplatz 4
38100 Braunschweig
Tel. 05 31/4 56 16

AOK Gesundheitszentrum
Lüneburgstraße 4
39106 Magdeburg
Tel. 03 91/559 91 72

KISS
Kontakt- und Behandlungszentrum bei Eßstörungen
Himmelgeisterstraße 107
40225 Düsseldorf
Tel. 02 11/39 72 00

Selbsthilfegruppe für Angehörige von Eß- und Magersüchtigen
Hagener Straße 21
44225 Dortmund
Tel. 02 31/71 86 57

Frauenberatungsstelle
Venloer Straße 405–407
50823 Köln
Tel. 02 21/54 19 76

Deutsche Hauptstelle gegen die Suchtgefahren
Postfach 13 69
59003 Hamm
Tel. 0 23 81/901 50

Frankfurter Zentrum für Eßstörungen
Hansa-Allee 18
60322 Frankfurt/M.
Tel. 069/55 01 76

Sport- und Psychotherapie für Eßgestörte
Bismarckstraße 44
66111 Saarbrücken
Tel. 06 81/658 97

Frauen- und Mädchengesundheitszentrum
Adlerstraße 12
79098 Freiburg
Tel. 07 61/336 76

ANAD e.V.
Beratungsstelle für Eßstörungen
Seitzstraße 8
80538 München
Tel. 089/24 23 99 60
Fax 089/24 23 99 66

Cinderella
Aktionskreis Eß- und
Magersucht e.V.
Westendstraße 35
80339 München
Tel. 089/5 02 12 12

Verein Netzwerk Eßstörungen
Fritz-Pregel-Straße 5
A-6020 Innsbruck
Tel. 05 12/57 60 26

Kliniken und Therapiezentren

Klinik am Korso
Ostkorso 4
32545 Bad Oeynhausen
Tel. 0 57 31/18 10
Tiefenpsychologisches Konzept

Frauentherapiezentrum München
Güllstraße 3
80336 München
Tel. 089/747 37 00
Fax 089/74 73 70 80

ANAD e.V.
»pathways« Wohngruppen
Pilotystraße 6, Rgb.
80538 München
Tel. 089/21 99 73-0
Fax 089/21 99 73 23

Kinderklinik und Poliklinik der Technischen Universität München im Krankenhaus München/Schwabing
Kölner Platz 1
80804 München
Tel. 089/30 68-74 13
Familientherapeutisches Konzept

Tagesklinik für Eßstörungen
Max-Planck-Institut
Schleißheimer Straße 267
80809 München
Tel. 089/3 56 24 90
Verhaltenstherapeutisches Konzept

Medizinisch psychosomatische Klinik Roseneck
Roseneck 6
83209 Prien am Chiemsee
Tel. 0 80 51/60 10
Verhaltenstherapeutisches Konzept

Fachkrankenhaus Höchsten
Riedhauser Straße 57–93
88271 Wilhelmsdorf
Tel. 0 75 55/90 90
Fachkrankenhaus für suchtkranke Frauen. Therapie von Essstörungen in Verbindung mit der Therapie einer stoffgebundenen Abhängigkeit

Universitätsklinik für Kinder- und Jugendheilkunde
Anichstraße 35
A-6020 Innsbruck
Tel. 0521/504 35 02

Psychiatrische Poliklinik
Inselspital Bern
CH-3010 Bern
Tel. 031/632 88 11

Psychiatrische Poliklinik
Culmannstraße 8
CH-8091 Zürich
Tel. 01/2 55 52 80

Weitere Adressen von Kliniken in Deutschland, Österreich und der Schweiz erhalten Sie bei ANAD e.V. Ein aktueller Klinikführer ist unter dem Titel »Analytische Psychotherapie bei Eßstörungen« erschienen (genauere Angaben unter der Rubrik »Literatur« auf Seite 94).

Ambulante Therapie

Adressen seriöser Therapeuten erhalten Sie über den Bundesfachverband Eßstörungen e.V.
Kurt-Schumacher-Straße 2
34117 Kassel

Impressum

2. Auflage 2000

Redaktion:
Dr. Judith Schuler, Rita Büttner

Projektleitung:
Anja Feise

Redaktionsleitung und medizinische Fachberatung:
Dr. med. Christiane Lentz

Bildredaktion:
Gabriele Feld

Produktion:
Manfred Metzger (Leitung); Annette Aatz; Dr. Erika Weigele-Ismael

Umschlag:
Heinz Kraxenberger, München; Till Eiden

Layout:
Wolfgang Lehner

DTP/Satz:
Maren Scherer

Druck:
Color-Offset, München

Bindung:
R. Oldenbourg, München

Printed in Germany

Gedruckt auf chlor- und säurearmem Papier

ISBN 3-517-07877-8

Über die Autorinnen

Andrea-Anna Cavelius (M.A.) studierte Philosophie in München, Siena und Salamanca. Seit einigen Jahren ist sie freie Autorin und Journalistin und arbeitet u. a. für die ZEIT. Ihre Themenschwerpunkte sind Psychologie, Pädagogik und modernes Leben.

Dr. med. univ. Delia Grasberger studierte in Pécs (Ungarn) Medizin. Ihre Ausbildung zur Fachärztin für Neurologie und Psychiatrie absolvierte sie in Berlin, ihre Ausbildung für Psychotherapie und Psychoanalyse in München, wo sie auch eine Praxis hat.

Literatur

Bröhm, Patricia/Schnebel, Andreas: Sprechstunde Bulimie. Gräfe und Unzer Verlag. München 1996

Gerlinghoff, Monika/Backmund, Herbert: Der heimliche Heißhunger. Wenn Essen nicht satt macht. Deutscher Taschenbuch Verlag. München 1997

Herzog, Wolfgang/Munz Dietrich/Kächele, Horst: Analytische Psychotherapie bei Eßstörungen. 2 Bände. Schottauer Verlag. Stuttgart 1996

Leibl, Carl/Leibl, Gislind: Schneewittchens Apfel, Eßstörungen und was sich dagegen tun läßt. Herder Verlag. Freiburg 1996

Orbach, Susie: Anti-Diät-Buch. Über die Psychologie der Dickleibigkeit, die Ursachen von Eßsucht. Verlag Frauenoffensive. München 1997

Schimpf, Monika: Selbstheilung von Eßstörungen für langjährig Betroffene. Ein Arbeitshandbuch. Borgmann Verlag. Dortmund 1995

Wardetzki, Bärbel: »Iß doch endlich mal normal«. Hilfen für Angehörige von eßgestörten Mädchen und Frauen. Kösel Verlag. München 1996

Hinweis

Bildnachweis

Bilderberg, Hamburg: 76 D. Schmid); Fotoarchiv, Essen: 6 (R. Oberhäuser); Image Bank, München: 23 (S. Niedorf), 37, 66 (D. de Lossy); Jump, Hamburg: 16, 80 (K. Vey); Premium, Düsseldorf: Titel, U4 (J.-M. Foujols), 45 (Zephyr Images/Images Colour), 56 (Lorenris/Stock Images); Südwest Verlag, München: Inhalt li., mi. (K. Vey), Inhalt (K. Newedel), 12 (C. Kargl); Tony Stone, München: 11 (D. Day), 28 (C. Bissell), 38 (A. Perlstein), 40 (L. Santow), 49 (R. La Salle), 55 (D. Hanover), 85 (S. Cohen); Transglobe, Hamburg: 1 (Reporters), 62 (C. Jerrican/Gaillard)

Register

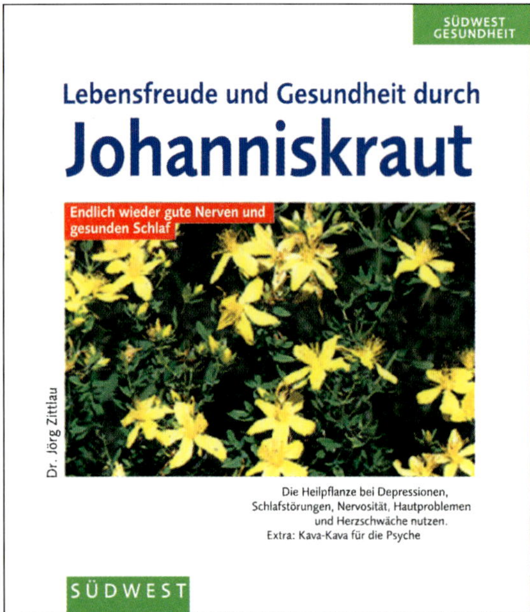

Südwest Verlag 1998
96 Seiten, durchgehend
vierfarbig, Broschur
ISBN 3-517-01936-4

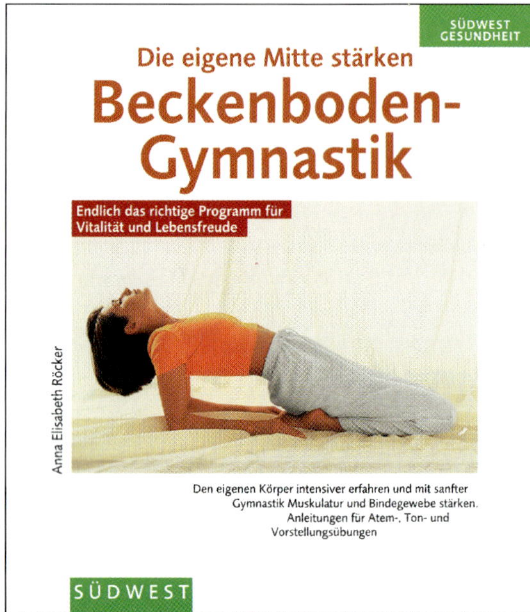

Südwest Verlag 1999
96 Seiten, durchgehend
vierfarbig, Broschur
ISBN 3-517-07828-X

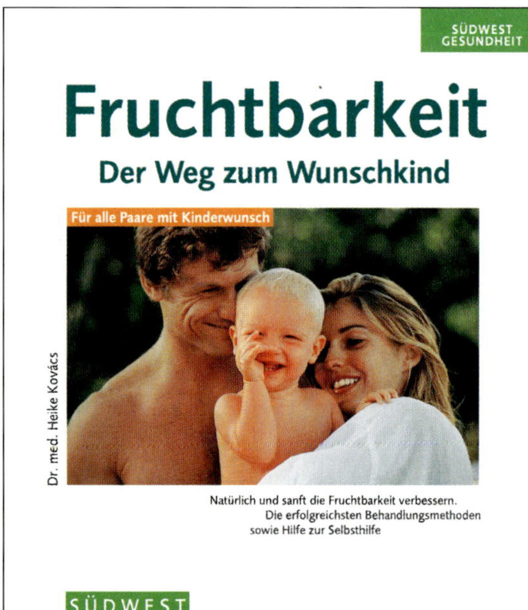

Südwest Verlag 1999
96 Seiten, durchgehend
vierfarbig, Broschur
ISBN 3-517-07830-1